dtv

Hauptsächlich Mädchen und junge Frauen leiden an Ess-Störungen. Betroffen sind davon auch ihre Angehörigen, Erkrankungen wie Bulimie oder Magersucht können das ganze Gefüge familiärer Wertvorstellungen erschüttern. Die Autoren kennen aus ihrer Praxis die Ängste und Sorgen von Angehörigen. Sie gehen auf die häufigsten Fragen ein: Wie ernst sind Ess-Störungen? Was sind die Ursachen? Welche Therapieform ist die beste? Zu Wort kommen Fachleute, Patientinnen und ihre Eltern, die aus ihrer Perspektive Einblick in das Krankheitsbild geben und aufzeigen, wie Ess-Störungen bewältigt werden können.

Dr. med. Monika Gerlinghoff ist Fachärztin für Kinder- und Jugendpsychiatrie, Neurologie und Psychiatrie und Verhaltenstherapeutin. *Dr. med. Herbert Backmund* ist Facharzt für Neurologie und Psychiatrie. Gemeinsam leiten sie das Therapie-Centrum für Ess-Störungen (TCE) in München.

Monika Gerlinghoff
Herbert Backmund

Ess-Störungen

Ein Ratgeber für Angehörige

Deutscher Taschenbuch Verlag

Von Monika Gerlinghoff und Herbert Backmund
sind im Deutschen Taschenbuch Verlag erschienen:
Magersucht (36511)
Der heimliche Heißhunger (34133)

Überarbeitete Neuausgabe
September 2005

Umschlagkonzept: Balk & Brumshagen
Umschlagfoto: © Premium/ChromaZone
Satz: Fotosatz Amann, Aichstetten
Gesetzt aus der Meridien 10/12' und der Frutiger
Druck und Bindung: Druckerei C. H. Beck, Nördlingen
Gedruckt auf säurefreiem, chlorfrei gebleichtem Papier
Printed in Germany · ISBN 3-423-34223-4

Inhalt

Einleitung

Mit dem vorliegenden Buch wenden wir uns an die Angehörigen Essgestörter, vor allem an Eltern, die unter dem befremdlichen Essverhalten ihrer erkrankten Kinder leiden und nach Mitteln und Wegen suchen, Abhilfe zu schaffen.

Krankheiten betreffen höchst selten ein Individuum allein; die Menschen in der nächsten Umgebung des/der Kranken werden unweigerlich in das Krankheitsgeschehen einbezogen und zu den verschiedensten, auch emotionalen Reaktionen gezwungen. Andererseits nehmen die nächsten Angehörigen allmählich einsetzende Veränderungen im Verhalten der Betroffenen meist erst spät als Krankheitszeichen wahr.

Bei einem Kind fällt zuallererst den Eltern die Aufgabe zu, Symptome einer beginnenden Krankheit wahrzunehmen und richtig einzuschätzen. Das löst besonders dann Schwierigkeiten und Konflikte aus, wenn sich bei einer Tochter oder einem Sohn eine psychische Störung entwickelt.

Ess-Störungen, ob Anorexia nervosa, Bulimie oder Binge-Eating-Störung, sind psychische Krankheiten. Das zu akzeptieren, fällt schwer, weil die Beteiligten zumeist lange Zeit von einer Krankheit nichts wissen wollen. Die eigentlich Betroffenen glauben, ein wirksames Mittel zur Bewältigung von vielschichtigen Problemen entdeckt zu haben, und verbergen ihr gestörtes Essverhalten so gut und so lange es eben geht. Für Eltern ist der Umgang mit Abweichungen von familienüblichen Gepflogenheiten zunächst eine erzieherische Aufgabe, vor allem, wenn es um etwas so Alltägliches geht wie Essen, einen Bereich, in dem zumindest jeder Erwachsene ein Experte ist. Wenn aber eine Ess-Störung wirklich nur eine äußere Störung, eine Unregelmäßigkeit des Essens wäre, hätte elterliche Autorität eine gewisse Aussicht auf Erfolg. So aber gehen Unwillen und Wut allmählich in die bedrückende Erkenntnis über, dass sich beim eigenen Kind, innerhalb der eigenen Familie ein Prozess abspielt, der Wertvorstellungen und Grundsätze, vielleicht sogar die Existenz bedroht. Ohnmachtsgefühle bemächtigen sich schließlich gerade derjenigen Väter und Mütter, die das Leben bis dahin kraftvoll gemeistert haben.

In Diskussionsrunden mit Elterngruppen, in gesonderten Gesprächen mit Müttern und Vätern im Rahmen unserer Therapie, aber auch bei Vorträgen, in Briefen und Telefonaten werden uns immer wieder die gleichen Fragen gestellt: zum Beispiel nach den Ursachen der Ess-Störungen, ob und inwiefern die Familie beziehungsweise die Eltern sie mit verschuldet haben, welche Gesundheitsschäden auftreten können, welches die beste Behandlungsmethode ist, oder ob die Störungen von selbst wieder verschwinden, weil sie ja vielleicht doch nur eine Reaktion auf den heutigen Schlankheitstick, die gegenwärtige Mode sind und daher harmlos und vorübergehend.

Eindeutige, bündige Antworten oder gar Patentrezepte können wir nicht anbieten, wohl aber langjährige Erfahrungen in der Behandlung von Ess-Störungen. In Zusammenarbeit mit unseren Patientinnen haben wir unsere Therapie im Laufe der Zeit immer wieder modifiziert, um diesen schwer zugänglichen Krankheiten so wirksam wie möglich zu begegnen.

Wir möchten die Ess-Störungen Ihrer Kinder beschreiben, wie sie heute in der Fachliteratur definiert werden und wie sie sich in unserer therapeutischen Praxis darstellen, damit Sie als Angehörige nachvollziehen können, dass Ess-Störungen keine pubertäre Krise und keine modische Attitüde sind.

Wesentlich sind Aufzeichnungen von Patientinnen, denn das Schreiben der eigenen Krankheitsgeschichte ist ein wichtiger Teil unserer Therapie. Diese Geschichten der Betroffenen geben Ihnen einen unmittelbaren Einblick in das seelische Erleben, das sich hinter den auffälligen Symptomen verbirgt, sie vermitteln Ihnen sozusagen die Innenansichten dieser Krankheiten. Aber es kommen auch Menschen zu Wort, die ihre Ess-Störung bewältigt haben.

Ärzte und Therapeuten beantworten Fragen der Angehörigen

Was ist ein normales Essverhalten?

Wenn von Ess-Störungen die Rede ist, hören wir oft beschwichtigende Einwände wie »Wer isst denn heute noch normal?« oder »Wir sind doch alle essgestört.« In der Tat ist es kaum möglich, für das tägliche Leben eine allgemeine Norm zu definieren. Zwar können wir den täglichen Kalorienbedarf bezogen auf Alter, Geschlecht und überwiegende Tätigkeit genau berechnen; aber das Essverhalten im Alltag unterliegt trotz vernünftiger Ratschläge der Ernährungsexperten sehr großen Schwankungen, und zwar schon vom Kindesalter an. Abgepackte Nahrungsmittel jeder Geschmacksrichtung, Riegel, Pommes oder Chips, Fast Food, Minutensuppen und Getränke der verschiedensten Art ermöglichen eine Nahrungsaufnahme, wann und wo immer es gewünscht wird, aus Appetit, Hunger, Frust, Spaß, Langeweile, Lust oder Ärger. Von geregeltem Essen, morgens, mittags und abends ist kaum mehr die Rede. Feste Zeiten werden am ehesten noch in Krankenhäusern oder Seniorenheimen eingehalten. Die meisten Menschen essen zu viel, zu schnell, zur falschen Zeit und bei besonderen Anlässen übermäßig. Nach üppigen Feiertagen gilt es zu fasten, im Frühjahr steht eine Fastenkur an, und nach einem zu reichlichen Festmahl wird schon einmal der Finger in den Hals gesteckt, um sich zu erleichtern. Das Fazit ist: Wir haben alle ein gestörtes Essverhalten. Dieses Essverhalten kann unbekömmlich sein, ungesund und Beschwerden verursachen; trotzdem verstehen wir es nicht als krankhaft, als pathologisch. Selbst Fachleute müssen zugeben: Die Übergänge sind fließend.

Nach welchen Gewichtsgrößen richten sich die Therapeuten?

Im Zusammenhang mit dem Körpergewicht bei Ess-Störungen werden einige Begriffe verwendet, auf die im Folgenden kurz eingegangen werden soll:

Normalgewicht: Körpergewicht (kg) = Körpergröße (cm) – 100

Idealgewicht (Ideal body weight, abgekürzt *IBW*): bei Frauen etwa 15%, bei Männern 10% unter dem Normalgewicht

Das Idealgewicht kann auf entsprechenden Tabellen abgelesen werden. In der Praxis wird ein gemessenes Gewicht auf das jeweilige Idealgewicht bezogen und zum Beispiel in % IBW ausgedrückt.

Body Mass Index (BMI): Maß für das relative Gewicht. Die Berechnung erfolgt nach der Formel: Körpergewicht (kg) : Körpergröße im Quadrat (m^2).

Als normal gilt für Frauen ein BMI von 19 bis 24; bei Männern ein BMI von 20 bis 25.

Dazu ein Beispiel: Eine Frau mit einer Körpergröße von 165 cm und einem Gewicht von 54 kg hat einen BMI von 19,8. Dieser Index liegt also im Normbereich. Ein Mann mit einer Körpergröße von 181 cm und einem Gewicht von 92 kg hat einen BMI von 28 und ist somit leicht übergewichtig.

Der Body Mass Index hat sich als Bewertungsmaßstab für die Beurteilung des Körpergewichtes nicht nur in der Fachliteratur, sondern auch in der Öffentlichkeit durchgesetzt. Das Idealgewicht als Größe wird kaum mehr verwendet.

Für die Diagnose einer Magersucht ist ein BMI von 17,5 oder darunter festgelegt. Bei einem BMI < 14 kg/m^2 besteht ein hochgradiges Untergewicht. Ein leichtgradiges Übergewicht besteht im BMI-Bereich 26 bis 30 kg/m^2, ein mittelgradiges Übergewicht bei 30 bis 40 kg/m^2 und ein hochgradiges Übergewicht bei einem BMI oberhalb 40.

Die genannten BMI-Bereiche gelten für Erwachsene beiderlei Geschlechts. Für Kinder und Jugendliche ab dem 10. Lebensjahr gibt es, getrennt für Jungen und Mädchen, so genannte BMI-Perzentilenkurven, auf denen das tatsächliche Gewicht in Bezug auf Unter- oder Übergewicht beurteilt werden kann. Bei Werten unterhalb der 10. Perzentile muss die Diagnose einer Anorexia nervosa erwogen werden.

Was verstehen wir unter einer Ess-Störung im medizinischen Sinn?

Ess-Störungen sind im medizinischen Sinn Krankheiten. Zu ihrer Beschreibung wurden verbindliche Klassifikationssysteme entwickelt. Die internationale Klassifikation der Krankheiten (ICD) der Weltgesundheitsorganisation enthält klinisch-diagnostische Leitlinien; zurzeit ist die 10. Fassung gültig. Ihre Benutzung ist in der Bundesrepublik zum Beispiel für Arztbriefe oder Krankengeschichten vorgeschrieben.

Speziell für den Bereich der Psychiatrie hat die American Psychiatric Association ein eigenes Klassifikationssystem erarbeitet, das *Diagnostic and Statistical Manual of Mental Disorders* (DSM). Dieses System wird hauptsächlich bei wissenschaftlichen Untersuchungen verwendet. Seit 1994 gilt die vierte Version (DSM-IV), die seit 1996 auch in verbindlicher deutscher Übersetzung vorliegt. Die einzelnen Merkmale beider Systeme unterscheiden sich nicht wesentlich.

Für die Anorexia nervosa gelten folgende Merkmale (jeweils gekürzt):

Diagnosekriterien nach ICD-10:

1. Niedriges Körpergewicht
2. Gewichtsverlust selbst herbeigeführt
3. Körperschemastörung, Angst, zu dick zu werden
4. Frauen: Amenorrhoe (Ausbleiben der Monatsblutung)
   Männer: Libido- und Potenzverlust

5. Bei Beginn vor Pubertät Hemmung der körperlichen Entwicklung

Diagnosekriterien der Anorexie nach DSM-IV:

A. Niedriges Körpergewicht
B. Angst vor einer Gewichtszunahme
C. Körperschemastörung
D. Amenorrhoe

In beiden Systemen werden zur näheren Spezifizierung zwei Formen unterschieden, nämlich eine Anorexie, bei der die Gewichtsabnahme nur durch Hungern oder übermäßige körperliche Aktivität herbeigeführt wird (restriktiver Typ), und eine Anorexie mit aktiven Maßnahmen zur Gewichtsabnahme wie zum Beispiel durch Missbrauch von Abführmitteln, harntreibenden Mitteln (Diuretika) oder selbst herbeigeführtes Erbrechen (Binge-purging-Typ).

Für die Bulimia nervosa wurden folgende Merkmale definiert:

Diagnosekriterien nach ICD-10 (gekürzt):

1. Essattacken, ständige Beschäftigung mit Essen
2. Kompensatorische Maßnahmen zur Vermeidung einer Gewichtszunahme
3. Große Angst, dick zu werden

Die Diagnosekriterien nach DSM-IV (gekürzt):

A. Heißhungeranfälle
B. Kompensatorische Maßnahmen zur Vermeidung einer Gewichtszunahme
C. Frequenz der Heißhungeranfälle und der kompensatorischen Maßnahmen mindestens zweimal pro Woche über drei Monate
D. Ausgeprägte Abhängigkeit des Selbstwertgefühls von Körpergewicht und Figur

E. Auftreten der Störung nicht ausschließlich bei einer Episode von Anorexia nervosa

Auch bei der Bulimia nervosa werden zumindest im DSM-IV zwei unterschiedliche Typen spezifiziert: ein sogenannter Purging-Typ, der sein Gewicht durch regelmäßig selbst herbeigeführtes Erbrechen oder Missbrauch von Abführmitteln, Diuretika oder Appetitzüglern hält, und ein sogenannter Non-Purging-Typ, bei dem das Gewicht durch exzessive Bewegung oder Hungern im Anschluss an Essattacken reguliert wird.

Als Diagnosekriterium neu eingeführt wurde (im DSM-IV) im Vergleich zu früheren Schemata die starke Abhängigkeit des Selbstwertgefühls vom Gewicht oder der Figur, und zwar sowohl bei der Anorexia nervosa als auch bei der Bulimie. Dieses Kriterium ist für das Verstehen dieser Krankheiten von großer Bedeutung.

Neben Anorexia nervosa und Bulimie gibt es noch sogenannte atypische Ess-Störungen. Dazu zählt man Patientinnen, die zweifelsfrei an einer Ess-Störung leiden, bei denen aber einige Diagnosekriterien nicht erfüllt sind. Dazu gehört die sogenannte, nicht näher bezeichnete Ess-Störung mit folgenden Diagnosekriterien (nach DSM-IV):

1. Bei einer Frau sind sämtliche Kriterien der Anorexia nervosa erfüllt, sie hat aber eine regelmäßige Menstruation.
2. Sämtliche Kriterien der Anorexia nervosa sind erfüllt, nur liegt das individuelle Körpergewicht trotz erheblichen Gewichtsverlusts im Normbereich.
3. Sämtliche Kriterien der Bulimia nervosa sind erfüllt, jedoch finden die Fressattacken und das unangemessene Kompensationsverhalten weniger als zweimal pro Woche statt oder hält weniger als drei Monate an.
4. Eine normalgewichtige Frau wendet nach dem Verzehr

kleiner Nahrungsmengen regelmäßig unangemessene, einer Gewichtszunahme entgegensteuernde Maßnahmen an.
5. Große Nahrungsmengen werden wiederholt gekaut, nicht geschluckt, sondern ausgespuckt.

Seit einigen Jahren gewinnt eine Ess-Störung an Bedeutung, die als Ess-Sucht oder Binge-Eating-Störung bezeichnet wird. Auch bei dieser Störung treten wiederholt Heißhungeranfälle auf, jedoch werden von den Betroffenen keine sogenannten kompensatorischen Maßnahmen ergriffen. Deshalb kann es zu einer Gewichtszunahme kommen. Ob die Binge-Eating-Störung eine Sonderform der Bulimia nervosa darstellt oder als eigenständige Ess-Störung zu betrachten ist, muss noch geklärt werden. Im internationalen Klassifikationsverzeichnis gehört die Binge-Eating-Störung zu den nicht näher bezeichneten Ess-Störungen. Nach bisherigen Erfahrungen leiden etwa ein Drittel der Menschen, die wegen eines Übergewichtes eine Beratungsstelle aufsuchen, an dieser Form der Ess-Störung.

Die Art der Ess-Störung kann sich bei einem betroffenen Menschen im Lauf der Zeit ändern. Eine Magersüchtige zum Beispiel mit bulimischem Verhalten kann nach den Diagnosekriterien eine Bulimia nervosa entwickeln, wenn sie durch Gewichtszunahme einen BMI von 17,5 überschreitet. Umgekehrt kennen wir einzelne Patientinnen mit einer Binge-Eating-Störung, die eines Tages durch konsequente Nahrungsreduktion schließlich magersüchtig wurden.

Welche Auswirkungen haben Ess-Störungen auf den Organismus?

Anhaltende Ess-Störungen führen unweigerlich zu körperlichen Begleiterscheinungen, Reaktionen oder Komplikationen. Deren Ausmaß und vor allem ihre medizinische Bedeutung sind sehr unterschiedlich. Nahezu alle Organsysteme können beeinträchtigt werden.

Die folgende Aufzählung von Komplikationen bei Ess-Störungen ist nicht vollständig. Es geht hier darum, auf häufige Gefahren hinzuweisen und Zusammenhänge zu verdeutlichen.

Medizinische Komplikationen können auf drei Bereiche des gestörten Essverhaltens zurückgeführt werden, nämlich auf Folgen der Unter- und Mangelernährung, auf Folgen des Erbrechens und auf Folgen eines Missbrauchs von abführenden und entwässernden Medikamenten.

Andauernde Unterernährung verursacht Veränderungen, die als Anpassung des Organismus auf eine unzureichende Energiezufuhr verstanden werden können. Dazu gehören eine allmähliche Verlangsamung des Herzschlags und niedriger Blutdruck, was wiederum zu Ohnmachtszuständen führen kann. Der Blutzucker ist niedrig, und es kommt zu einer Unterfunktion der Schilddrüse. Magersüchtige haben eine trockene Haut, Hände und Füße sind meist bläulich verfärbt, und sie frieren häufig. Es entwickelt sich eine eigenartige Behaarung, die sogenannte Lanugo-Behaarung.

Die meist sehr einseitige, kalorienreduzierte Ernährung bewirkt einen Mangel an notwendigen Vitaminen und Spurenelementen, nicht zuletzt tritt bei entsprechend einseitiger Ernährung ein Eiweißmangel auf mit der Folge von Wassereinlagerungen (Ödemen). Bedrohlich können Flüssigkeitsansammlungen im Bauchraum oder Herzbeutel werden.

Das Ausbleiben (oder Nicht-Einsetzen) der Menstruation ist ein diagnostisches Kriterium für Anorexia nervosa, aber auch bei Bulimia nervosa kommen Zyklusstörungen vor. Daneben gibt es, wiederum bei Anorexie sehr viel häufiger als bei Bulimie, andere hormonelle Störungen, unter anderem eine Erhöhung des Blutspiegels von Cortisol, eines in der Nebennierenrinde gebildeten Hormons.

Häufiges Erbrechen verursacht eine Reihe von Begleiterscheinungen; zu bedenken ist der Verlust an Flüssigkeit (Dehydrierung), wodurch Störungen des Elektrolythaushalts auftreten, vor allem ein Verlust an Kalium und Natrium mit negativer Auswirkung auf Herzaktion und Nierenfunktion.

Der Säuregehalt des Mageninhaltes verursacht Schäden an den Zähnen (Paradontose und Karies), aber auch an der Schleimhaut der Speiseröhre. Bei Patientinnen, die sich »den Finger in den Hals stecken«, kann man Verätzungen an den Fingern beobachten. Nicht selten treten Schwellungen oder Entzündungen der Ohrspeicheldrüsen auf.

Werden große Nahrungsmengen in kurzer Zeit verschlungen, so bedeutet das eine starke Belastung für den Magen, und es kann zu einer Erweiterung des Magens kommen. Bei Bulimie – selten bei Anorexie – kommt es zu einer Störung der Magenentleerung und einer Verzögerung der Darmpassage mit Völlegefühl und Verstopfung. Speicheldrüsen und Bauchspeicheldrüse werden zu vermehrter Sekretion angeregt mit der Gefahr der Entzündung der Ohrspeicheldrüsen (Parotitis) oder der Bauchspeicheldrüse (Pankreatitis).

Der Missbrauch von abführenden und entwässernden Medikamenten führt im Prinzip zu ähnlichen Problemen wie häufiges Erbrechen, nämlich zu Flüssigkeits- und Elektrolytverlust. Durch anhaltenden Elektrolytmangel kann nicht zuletzt die Niere dauerhaft geschädigt werden. Der bei einigen Patientinnen exzessive Missbrauch von Abführmitteln (Laxantien) kann die Darmbeweglichkeit nachhaltig beeinträchtigen.

Es gibt einige Veränderungen, deren Ursachen noch nicht genau geklärt sind. Dazu zählt die Gefahr der Osteoporose bei Patientinnen mit Anorexia nervosa; vermutlich beruht sie auf einer Kombination von hormoneller Störung mit Mangelernährung. Magersüchtige erleiden auch etwas häufiger Knochenbrüche als gleichaltrige Gesunde.

Noch nicht endgültig geklärt ist auch die vor allem bei Magersucht, aber auch bei Bulimia nervosa durch entsprechende Untersuchungen (zum Beispiel Computertomographie des Gehirns) nachweisbare Erweiterung der inneren und äußeren Flüssigkeitsräume des Gehirns. Diese kann sich zumindest teilweise, zum Beispiel nach Normalisierung des Körpergewichtes, wieder zurückbilden. Soweit wir wissen, führen diese Veränderungen nicht zu einer dauerhaften Beeinträchtigung intellektueller Fähigkeiten.

Andererseits besteht kein Zweifel daran, dass Magersüchtige im fortgeschrittenen Krankheitsstadium auch unter starken Konzentrationsstörungen, Einbußen der Aufmerksamkeit und reduzierter Wahrnehmungsfähigkeit leiden.

Was ist bei ärztlichen Untersuchungen zu beachten?

Ess-Störungen spielen sich lange Zeit im Verborgenen ab. Magersüchtige verstehen es, ihre Magerkeit modisch geschickt zu kaschieren, und die meisten Patientinnen mit Bulimie verheimlichen ihre Essanfälle ebenso wie das anschließende Erbrechen. Magersüchtige und bulimische Patientinnen neigen dazu, körperliche Beschwerden vor sich selbst zu negieren und gegenüber anderen zu verheimlichen oder zu bagatellisieren. Das gilt auch, wenn sie zum Arzt gehen oder geschickt werden, und es gibt genug Erklärungen für einen gelegentlichen Schwindel oder Müdigkeit oder Appetitlosigkeit. Über Völlegefühl oder Verstopfung kann eine Patientin beim Arzt auch klagen, damit er ihr Abführmittel verschreibt. Da es keine eine Ess-Störung beweisende Untersuchungsbefunde gibt, ist schon viel gewonnen, wenn der Arzt oder die Ärztin eine Ess-Störung überhaupt in Erwägung zieht und das Thema zur Sprache bringt. Aber nicht jeder Arzt oder jede Ärztin ist mit der klinischen Erscheinung einer Ess-Störung vertraut, und so darf man aus einem negativen Ergebnis einer ärztlichen Untersuchung, das heißt, wenn keine Ess-Störung diagnostiziert wird, nicht den Schluss ziehen, dass bei Tochter oder Sohn eine Ess-Störung ausgeschlossen ist.

Wir finden es nicht akzeptabel, wenn sich das Ergebnis einer ärztlichen Untersuchung auf die Verordnung von sogenannten Aufbaumitteln oder Vitaminen beschränkt und Eltern auf die Zeit nach der Pubertät vertröstet werden.

Kann Magersucht zum Tode führen?

Ess-Störungen sind ernste Krankheiten; sowohl Magersucht als auch Bulimie können zum Tode führen. In der Fachliteratur werden für Magersucht sehr unterschiedliche Sterblichkeitsraten angegeben, nämlich von 0 bis über 20%. Ein vermehrtes Wissen über medizinische Komplikationen und psychische Begleiterscheinungen und Auswirkungen kann zu einer Verminderung tödlicher Bedrohungen beitragen. Für die Bulimie gibt es noch keine langfristigen Untersuchungen zur Sterblichkeit.

Magersüchtige sterben oft plötzlich und unerwartet. Es ist mitunter schwierig, eine genaue Todesursache anzugeben. Vermutlich müssen mehrere Bedingungen zusammenkommen: erniedrigtes Eiweiß, ausgeprägte Elektrolytstörungen mit Beeinträchtigung der Herzaktion, ein stark erniedrigter Blutdruck. Das Untergewicht kann bedrohliche Ausmaße erreichen, aber es gibt keine Grenze, deren Unterschreitung für sich allein eine tödliche Gefahr bedeuten würde. Es kommt darauf an, in welcher Zeit eine Patientin ein bestimmtes Untergewicht erreicht hat, ob in vielen Monaten oder in wenigen Wochen. Je länger ein Organismus Zeit hat, um sich auf eine pathologische Mangel- und Unterernährung einzustellen, desto länger wird ein Gleichgewicht aufrechterhalten. Aber an einem Punkt kann plötzlich eine tödliche Dekompensation eintreten. Zum Beispiel kann ein erniedrigter Blutzuckerspiegel durch starke Bewegungen (Kniebeugen u. ä.) lebensbedrohlich abgesenkt werden.

Jedenfalls gibt es bei Magersüchtigen eine Situation, die durch einzelne medizinische Befunde (zum Beispiel Elektrolyte, EKG etc.) definiert ist und in der eine Unterbringung auf einer internistischen Intensivstation ohne jede Diskussion erforderlich ist.

Was bringen Zwangsmaßnahmen?

Auch in diesem Abschnitt muss hauptsächlich von Magersüchtigen gesprochen werden.

Egal, in welchem Alter ein junges Mädchen, eine junge Frau (oder ein junger Mann) beginnt abzunehmen, es wird eine Zeit dauern, bis die unmittelbare Umgebung, das heißt die Familie, aufmerksam wird. Meist ist die Schwelle zur Magersucht dann schon längst überschritten. Üblicherweise kommt es zuerst zu mütterlichen Ermahnungen, doch mit dem Unsinn aufzuhören, und entsprechenden Beteuerungen der Betroffenen, Folge zu leisten. Das bedeutet dann, die Täuschungsmanöver auf Seiten der Magersüchtigen werden noch raffinierter. Und irgendwann wird offenkundig, die Magersucht schreitet voran. Dies ist dann oft die Stunde der Väter, die dieses Problem zuvor eher »mit halbem Ohr« wahrgenommen haben. Die väterliche Autorität ist gefordert und versucht sich zu behaupten. Dass mit Strenge und väterlicher Gewalt bis heute keine Magersucht bewältigt wurde, ist leider eine Tatsache – im Gegenteil!

Auch alle sonstigen Versuche, mit inständigen Bitten oder Versprechungen die Magersüchtige umzustimmen, haben kaum Erfolg. Die einfache Bitte: »Nun iss doch, und alles wird gut!« bleibt unerhört, auch wenn es die Magersüchtige noch so sehr quält, ihrem Vater, ihrer Mutter in diesem Punkt nicht folgen zu können.

Das Szenario kann wechseln vom häuslichen Mittagstisch

auf eine Intensivstation, von den Eltern zu Ärzten. Das Problem bleibt das gleiche. Es ist die ungeheuerliche Hartnäckigkeit, mit der sich Magersüchtige selbst in bedrohlichem Zustand gegen alles wehren, was sie nicht wollen, und das ist eine Ernährung, die andere ihnen vorschreiben. Sie reden und reden und argumentieren, und wo das nichts mehr nützt, täuschen und betrügen sie.

Ärzte sind es meist weniger gewohnt als Eltern, dass ihren Anordnungen widersprochen und nicht Folge geleistet wird. Dieser unfassbare und vordergründig auch vollkommen unsinnige Widerstand hat im Verlauf der Geschichte der Magersuchtbehandlung immer wieder zu Methoden verleitet, die wir heute ablehnen: Isolation und Zwangsernährung, Elektrokonvulsionen oder psychochirurgische Eingriffe. Diese – nicht vollständige – Liste vermittelt einen Eindruck von Hilflosigkeit und therapeutischer Ohnmacht.

Hilflosigkeit beschreibt die Situation, in der sich alle Beteiligten angesichts einer lebensbedrohlich Magersüchtigen befinden, ziemlich zutreffend. Hilflosigkeit schon deswegen, weil es überhaupt kein Patentrezept gibt.

Eine Horrorvision für Magersüchtige in dieser Situation ist es, die Kontrolle über das, was ihnen zugeführt wird, zu verlieren, »aufgeblasen«, »aufgepumpt« oder »gemästet« zu werden. Das Einführen einer Magensonde empfinden viele als Vergewaltigung. Wir versuchen, durch kleine, aber häufig angebotene Nahrungsmengen in kleinen Schritten aus der bedrohlichen Situation herauszukommen, und es ist sehr viel gewonnen, wenn das ohne gegenseitige Feindlichkeit als gemeinsame Anstrengung geschafft wird. Das kann sehr mühsam sein, wenn die Dynamik einer medizinischen Intensivstation mit der notwendigen Überwachung der Vitalfunktionen gegen das Geduldsspiel einer löffelweise stündlichen Nahrungszufuhr steht.

Immer wieder einmal muss in einer solchen Situation das Problem legaler Zwangsmaßnahmen diskutiert werden. Eine

Patientin kann gegen ihren Willen ärztlich behandelt werden, wenn durch ein ärztliches Zeugnis die Notwendigkeit attestiert wird. Ein Richter, der sich persönlich einen Eindruck von der Kranken und der Situation verschaffen muss, spricht dann für eine gewisse Zeit eine Betreuung aus und setzt eine Person als Betreuer ein. Dabei ist das Folgende zu bedenken:

Der Zeitraum, für den im Rahmen einer Anorexia nervosa eine Betreuung eingesetzt werden kann, ist naturgemäß begrenzt. Haben sich zum Beispiel durch Ernährung über eine Sonde die wichtigsten Laborparameter normalisiert und erklärt die Patientin ihre Absicht, sich behandeln zu lassen, dann muss die Maßnahme aufgehoben werden.

Zwangsmaßnahmen jeglicher Art, ob Fixation im Bett, Magensonde etc., erzeugen für die Behandlung der Magersucht ein sehr ungünstiges, feindliches Klima und damit eine sehr schlechte Voraussetzung für eine Psychotherapie. Es ist für eine anorektische Patientin nicht sehr schwer, auch auf einer Intensivstation ein bestimmtes Körpergewicht zu erreichen, wenn daran die Aufhebung der Betreuung geknüpft ist.

Aber was können wir in einer solchen Situation tun? Wir brauchen unendlich viel Geduld und vor allem Unvoreingenommenheit, ein Ernstnehmen von Beweggründen; wir müssen die Gefährdungen und die Möglichkeit schwerer organischer Schädigungen offen legen. Immer wieder haben uns unsere Patientinnen in solchen Gesprächen unterstützt und eine gemeinsame Basis des Redens geschaffen.

Sollten wirklich alle Beteiligten, die Patientin, Eltern und Ärzte, davon überzeugt sein, ohne die Errichtung einer Betreuung für eine Behandlung nicht auskommen zu können, dann muss bei der Auswahl eines Betreuers Folgendes erwogen werden:

Meist bietet sich ein Elternteil, zum Beispiel der Vater, als Betreuer an. Neben vielfältigen Faktoren, die heute als Ursache einer Magersucht diskutiert werden, spielen unbestritten Auseinandersetzungen heranwachsender junger Frauen mit ihren

Eltern, und nicht selten vor allem mit dem Vater, eine große Rolle. Aus diesem Mechanismus heraus halten wir es für grundsätzlich fragwürdig, einen Elternteil mit einer Machtposition gegenüber der magersüchtigen Tochter auszustatten, welcher sie durch ihr magersüchtiges Verhalten gerade zu entrinnen versucht. Autonomieprobleme sind ein wesentlicher Inhalt dieser Krankheit.

Wir haben bisher bei keiner Patientin eine Zwangsbehandlung veranlassen müssen. Unser therapeutisches Team hat aber viele Stunden damit zugebracht, auf einer Intensivstation eine Patientin davon zu überzeugen, dass eine konkrete Lebensbedrohung nur durch eine Nahrungszufuhr, wenn auch in kleinsten Mengen, behoben werden könne. In unserem Krankheitsmodell versuchen wir der Eigenverantwortung für alle Bereiche der Therapie breiten Raum zu geben, und so gut es geht, beginnen wir damit bei unseren Gesprächen auf einer Intensivstation.

Sind Ess-Störungen Krankheiten der modernen Wohlstandsgesellschaft?

Ess-Störungen sind nicht erst ein Problem der gegenwärtigen Wohlstandsgesellschaft. Schon früher haben der freiwillige Nahrungsverzicht einzelner Personen, die fortgesetzte Weigerung zu essen, das Interesse der Öffentlichkeit gefunden; es war von Fastenwundern und Hungerkünstlern die Rede.

Als erste detaillierte medizinische Beschreibung der Magersucht gilt eine Abhandlung im Werk des Engländers Richard Morton über Schwindsucht aus dem Jahr 1689. Darin grenzt er die »Phtisis nervosa«, wie er die Magersucht nannte, von Auszehrungen anderer Ursache, zum Beispiel der Tuberkulose, ab.

Eingehend hat sich der Londoner Internist Sir William Gull mit der Magersucht beschäftigt. Von ihm stammt eine aus heutiger Sicht ziemlich vollständige Beschreibung dieser Krankheit und ihrer Symptome. Er fand, dass überwiegend Mädchen und junge Frauen zwischen fünfzehn und dreiundzwanzig Jahren daran erkranken, und sah die Ursache in psychischen Problemen. Im gleichen Jahr (1873) hat, unabhängig von Gull, der berühmte französische Neurologe Ernest Charles Lasègue in Paris die Magersucht sehr ausführlich beschrieben und, wie Gull, als seelisch bedingte Krankheit interpretiert. Beide haben auf den Einfluss der Familie für die Entstehung der Magersucht aufmerksam gemacht. Lasègue sprach von »Anorexie hysterique«. Die auch heute noch gültige Bezeichnung Anorexia nervosa (nervöse Appetitlosigkeit) geht vermutlich auf William Gull zurück. Aus Mitteilungen und Notizen in der ärztlichen Wochenschrift *The Lancet* des Jahrganges 1888 kann geschlossen werden, dass Magersucht den Londoner Ärzten nicht eben selten begegnete. Es gab sehr unterschiedliche Meinungen über einzelne Behandlungsvorschläge und nicht zuletzt Kritik an der Bezeichnung Anorexia nervosa mit dem Hinweis, dass Magersüchtige keineswegs appetitlos seien. So geht aus medizinischen Schriften nicht nur von Lasègue und Gull hervor, dass bereits Ende des 19. Jahrhunderts Erkenntnisse über die Anorexia nervosa, ihre möglichen Ursachen, ihre Symptome, Krankheitsverläufe und auch ein Krankheitsverständnis vorhanden waren, die den heutigen ähnlich sind. Aus Deutschland gibt es aus dieser Zeit wenig Beiträge; immerhin hat aber schon 1845 der Jugendpsychiater Heinrich Hoffmann mit dem Suppenkasper der Magersucht ein Denkmal gesetzt.

Es ist heute schwer zu begreifen, dass ein einzelner Krankenbericht des Hamburger Pathologen Maurice Simonds 1914 die geltende Meinung über die Magersucht über den Haufen geworfen und durch die Annahme eines Schwundes der Hirnanhangsdrüse (Hypophyse), der sogenannten Simonds'schen Kachexie, ersetzt hat. Dieses wissenschaftlich wenig fundierte Konzept der Anorexia nervosa hat in Europa und Amerika fast dreißig Jahre lang auch die Behandlungsstrategien drastisch beeinflusst: Der Hormonmangel musste behoben werden in Form von Extrakten aus Hypophyse, Nebennieren, Schilddrüse oder Eierstöcken. Eine besondere Rolle spielte die Implantation von Kalbshypophyse. Psychische Behandlungsmethoden hatten in diesem Krankheitskonzept keinen Platz. Es fand schließlich ein Ende durch wissenschaftliche Arbeiten, die den Unterschied zwischen Simonds'scher Kachexie und Anorexia nervosa belegen konnten. Der etwa ab 1945 aufkommende psychoanalytische Einfluss in der Psychiatrie setzte auch neue therapeutische Akzente bei der Anorexie. Andere psychotherapeutische Verfahren sind dazugekommen und bestimmen heute die Behandlung der Ess-Störungen.

Magersucht – Anorexia nervosa – ist die klassische, »reinste« Form unter den Ess-Störungen. Die daran Erkrankten beanspruchen auch die erste Stelle in der Hierarchie dieser Kranken. Seit 1980 wird die Bulimie (Bulimia nervosa) als eigene diagnostische Kategorie von der Magersucht abgegrenzt. Magersüchtige, die nach »Diätsünden« willkürliches Erbrechen zur Regulierung ihres Gewichtes eingesetzt haben, hat es immer gegeben. Aber Bulimie kommt auch ohne Magersucht vor.

Die Abgrenzung und Definition neuer Formen von Ess-Störungen bringt zum Ausdruck, dass im Spektrum der Symptome ein Wandel eingetreten ist: Die reine Magersucht wird etwas seltener beobachtet, die Kombination mit bulimischem Verhalten und reine Bulimie nehmen zu. Der Beginn der Ess-Störungen verschiebt sich weiter nach unten. Neu ist auch die Erfahrung, dass Alkoholmissbrauch und -abhängigkeit, Medikamentenmissbrauch oder Drogenkonsum vor allem die Bulimie begleiten. Kombinationen mit anderen psychischen Erkrankungen wie Angst- oder Zwangskrankheit, Depressionen oder Persönlichkeitsstörungen werden häufiger beobachtet und erschweren therapeutische Bemühungen.

Wie häufig kommen Ess-Störungen vor?

Genaue Zahlen über die Prävalenz der Ess-Störungen, das heißt die Häufigkeit, in der Ess-Störungen in der Bevölkerung vorkommen, sind schwierig zu bekommen. Dafür gibt es einige Gründe. Eine wichtige Rolle spielt zum Beispiel, welche Diagnosekriterien verwendet werden, und natürlich können nur solche Patienten in eine Häufigkeitsstatistik eingehen, die sich einer Therapie unterziehen. Hier besteht ein großer Unterschied zwischen den Diagnosegruppen. Es gibt mehr Menschen mit bulimischem Verhalten, die nie eine Therapie in Anspruch nehmen, als Magersüchtige, das heißt, die Dunkelziffer ist bei Bulimie größer als bei Anorexie. So beruhen die Häufigkeitsangaben im Wesentlichen auf Schätzungen.

Für die Anorexia nervosa wird für die bevorzugt betroffene Altersgruppe von fünfzehn bis dreißig Jahren eine Prävalenzrate von 0,5 bis 2 Prozent angenommen, etwa 95 Prozent der Erkrankten sind Frauen.

Die Häufigkeit der Bulimia nervosa wird für den gleichen Altersbereich auf 2 bis 5 Prozent geschätzt. Der Anteil der Männer ist hier vermutlich höher als bei Anorexia nervosa.

Es ist zu berücksichtigen, dass manche Menschen ein höheres Risiko haben, an einer Ess-Störung zu erkranken, als andere, und dazu gehören einige Tätigkeiten oder Berufe. Ein deutlich erhöhtes Risiko haben Models, Tänzerinnen und Tänzer und manche Sportler.

In den letzten Jahren wird die Frage diskutiert, ob Ess-Störungen heute häufiger sind als früher. Es überwiegt die Meinung, dass etwa in den letzten beiden Dezennien die Anzahl der an einer Ess-Störung Erkrankten zugenommen hat. Dagegen lässt sich einwenden, dass in diesem Zeitraum das Interesse der Öffentlichkeit an diesen Erkrankungen sicherlich gestiegen ist. Es gibt mehr Berichte in Zeitschriften oder im Fernsehen; wegen dieser erhöhten Aufmerksamkeit kann man annehmen, dass mehr Betroffene professionelle Hilfe in

Anspruch nehmen; das bedeutet aber nicht zwangsläufig, dass die Anzahl an Erkrankungen wirklich größer geworden ist.

Was ist die Ursache der Ess-Störungen?

Die Ursache der Ess-Störungen ist ungeklärt. In der Vergangenheit wurde einerseits eine krankhafte Störung eines bestimmten Hirnteils (des Hypothalamus) angenommen oder andererseits die Angst vor dem Erwachsenwerden und die Ablehnung der Frauenrolle dafür verantwortlich gemacht. Aber es gibt keine einfache biologische oder psychologisch-psychiatrische Erklärung. Nach heutiger Überzeugung müssen einige Faktoren zusammenkommen, damit aus noch normalen Verhaltensweisen, nämlich Fasten oder Erbrechen zur Gewichtskontrolle, gravierende psychische Krankheiten werden. Die wichtigsten Faktoren können thematisch zusammengefasst werden:

Soziokulturelle Faktoren

Ohne Zweifel besteht in unserer Gesellschaft eine beständige Idealisierung der körperlichen Schlankheit, von der besonders Frauen betroffen sind. So überrascht es auch nicht, dass vorwiegend Mädchen und junge Frauen magersüchtig werden.

Schlanksein bedeutet gutes Aussehen, Fitness und Intelligenz. Zerbrechlich aussehende Models gelten als Frauen, die den Gipfel des Glücks erreicht haben, und die Werbung, egal, ob für Zahnbürste oder Luxusauto, stellt dem angepriesenen Artikel nur in den seltensten Fällen eine minder schlanke Dame zur Seite. Dicksein wird mit geringerer Intelligenz und geringerer Leistungsfähigkeit assoziiert. So ist es kein Wunder, dass Fastenkuren, Diätangebote, garantiert schlank machende Rezepte seit dem Wirtschaftswunder der 50er Jahre permanent Hochkonjunktur haben, und das Angebot an kalorienarmen, nicht dick machenden Lebensmitteln unübersehbar geworden ist. Sehr viele Menschen, Männer wie Frauen, unterziehen sich ständig irgendwelchen Abmagerungskuren, aber nur wenige haben einen dauerhaften Erfolg damit. Wie groß der gesellschaftliche Druck ist, eine gute, also schlanke Figur zu haben, lässt sich daran ablesen, dass heute auch schon zwölf- bis fünfzehnjährige Schülerinnen, aber auch Schüler, mindestens eine Abmagerungskur absolviert haben. Diese Entwicklung hat gefährliche Aspekte.

Die später Magersüchtigen schaffen mit ungeheurer Willensstärke etwas, um was sich viele Menschen vergeblich bemühen, nämlich abzunehmen und dabei die Leistungsfähigkeit zu steigern. Unbemerkt überschreiten sie dabei die Grenze zu pathologischem Verhalten in ein eingeengtes, bedrohtes Leben.

Biologische Faktoren

Es gibt Hinweise auf eine genetische Prädisposition für Ess-Störungen. Familienuntersuchungen und Zwillingsstudien ergaben für Verwandte ersten Grades von Magersüchtigen ein fünf- bis siebenmal höheres Risiko, an Anorexie oder Bulimie zu erkranken (im Vergleich zur Durchschnittsbevölkerung). Schon vor fünfzehn Jahren wurde bei einer Untersuchung von eineiigen Zwillingen für Anorexia nervosa eine Übereinstimmungsrate (Konkordanz) von 50 Prozent gefunden, bei zweieiigen Zwillingen hingegen nur eine Konkordanzrate von weniger als 10 Prozent.

Gegenwärtig werden in Nordamerika und Europa umfangreiche Untersuchungen an essgestörten Patienten und deren Verwandten ersten Grades durchgeführt, um weitere Aufschlüsse über mögliche genetische Zusammenhänge bei der Entstehung von Ess-Störungen oder auch von bestimmten psychischen Eigenschaften, welche das Auftreten von Ess-Störungen begünstigen, zu bekommen.

Man darf aus solchen Mitteilungen keinesfalls schließen, Ess-Störungen seien erbliche Krankheiten, um sich damit aus jeglicher Verantwortung zu stehlen oder gar psychotherapeutische Anstrengungen zu boykottieren. Wie bei anderen psychiatrischen Krankheiten auch sprechen wir von der Anlage eines Menschen zu einer bestimmten Krankheit, von Prädisposition oder von Vulnerabilität.

Gegenstand der Forschung sind im Zusammenhang mit Ess-Störungen Untersuchungen über körpereigene Signalüberträgerstoffe im Gehirn, die sogenannten Neurotransmitter. Ein Beispiel dafür ist das Serotonin, das unter anderem auch für die Regulierung der Nahrungsaufnahme eine Rolle spielt.

Bis jetzt gibt es trotz eines erheblichen Forschungsaufwandes keinen einzelnen benennbaren biologischen Faktor für die Entstehung einer Ess-Störung. Andererseits besteht in der wissenschaftlich orientierten Psychiatrie kein Zweifel daran, dass einzelne biologische Prozesse Ess-Störungen prädisponierend oder krankheitsunterhaltend beeinflussen.

Individuelle, persönlichkeitsspezifische Faktoren

Persönliche Merkmale begünstigen die Entwicklung einer Magersucht oder einer Bulimie. Zu nennen sind unter anderem einige normalerweise wünschenswerte Eigenschaften, nämlich Ehrgeiz, Leistungsorientiertheit, Zuverlässigkeit, Loyalität. Aber entscheidend ist, wie groß der Anteil einzelner Eigenschaften an der gesamten Persönlichkeit ist und in welchem Zusammenhang sie stehen. Magersüchtige haben ein hohes Maß an Selbstunsicherheit, und damit können Zuverlässigkeit und Loyalität in Überangepasstheit und Fremdbestimmtsein übergehen. Das beständige Streben nach Anerkennung und Liebe, der Ehrgeiz, stets die Beste zu sein, führen zu beachtlichen Leistungen und formen die später Magersüchtige zu einem »Vorzeigekind«, das – so die Aussage vieler Eltern – nie Schwierigkeiten macht. Aber manche Eltern, vor allem Väter, können nicht begreifen, dass sie mit ihrem aufmunternden Lob und anerkennenden Wohlwollen dazu beigetragen haben, dass ihre Tochter immer tiefer in die verhängnisvolle Spirale »mehr Leistung – mehr Liebe« geriet. Der Drang nach Perfektion zwingt die später Essgestörte dazu, auch den Weg in Krankheit und Symptome zu perfektionieren.

Magersucht und die als »Ess-Brech-Sucht« beschriebene Bulimie gehören nicht zu den Süchten im engeren Sinn. Und doch erinnert das fanatische Festhalten an den krankhaften Verhaltensweisen und den abwegigen Vorstellungen hinsichtlich des eigenen Körpers an das zwanghafte Nicht-anders-Können wider alle Vernunft, an Sucht. Echtes süchtiges Verhalten ist bei Essgestörten nicht ungewöhnlich. Wissenschaftliche Untersuchungen haben gezeigt, dass eine Ess-Störung mit Alkoholabhängigkeit, Alkoholmissbrauch sowie einem Missbrauch psychoaktiver Substanzen kombiniert sein kann. Wir fanden bei einer Stichprobe unserer Patientinnen einen Alkoholmissbrauch beziehungsweise Alkoholabhängigkeit bei 11 Prozent und einen Substanzmissbrauch bei 7 Prozent. Übereinstimmend mit Angaben in der Literatur zeigte sich, dass Patientinnen mit Bulimia nervosa oder bulimischem Verhalten häufiger von anderen Süchten betroffen waren als Magersüchtige. Patientinnen mit Anorexia nervosa neigen hingegen eher zu Kombinationen mit Zwangskrankheit und Angststörung.

Überhaupt wurde die Kombination von Ess-Störungen mit anderen psychischen Störungen und Krankheiten, die sogenannte Komorbidität, in letzter Zeit vermehrt beachtet.

Am häufigsten verbinden sich Depressionen mit Ess-Störungen, und zwar nach psychiatrischen Kriterien Depressionen verschiedener Art. Wir fanden depressive Störungen bei mindestens 60 Prozent unserer Patientinnen. Erfahrungsgemäß verschwinden diese depressiven Störungen und Verstimmungen meistens dann, wenn die Ess-Störung überwunden wird. Auch Angst- und Zwangsstörungen sind bei Patientinnen mit Ess-Störungen nicht selten.

Es hat sich herausgestellt, dass Persönlichkeitsstörungen den Behandlungserfolg ungünstig beeinflussen. Unter Persönlichkeitsstörung verstehen wir in der Psychiatrie von der Norm abweichende Verhaltensweisen oder Charakterzüge, welche in der Kindheit oder Adoleszenz beginnen und im Erwachsenenalter andauern. Ein Beispiel ist die »Borderline Persönlichkeitsstörung«, die durch impulsive, auch selbstschädigende Handlungen und Verhaltensweisen bei mangelnder Selbstkontrolle charakterisiert ist. Persönlichkeitszüge nach Art einer Borderline-Störung im Jugendalter gelten nach heutiger Ansicht als Risiko für die Entwicklung einer Ess-Störung, und zwar einer Bulimie oder eines bulimischen Verhaltens im Rahmen einer Magersucht.

Familiäre Faktoren

Schon vor hundert Jahren haben Ärzte auf den Einfluss der Familie bei der Entstehung von Magersucht hingewiesen. Natürlich gibt es nicht »die Magersuchtsfamilie«, aber es gibt Eigenschaften in diesen Familien, die häufig angetroffen werden. Hinzu kommt ein besonders ausgeprägtes Gefühl der Zusammengehörigkeit und Bindung, so dass die Familienmitglieder als Individuen gegenüber der Familieneinheit verblassen. Dazu besteht ein starkes Harmoniebedürfnis und eine bewusste Abgrenzung nach außen. Emotionen werden untereinander kaum ausgedrückt. Die dezidierte Äußerung individueller Meinungen und Bedürfnisse ist nicht erwünscht. Grenzen zwischen den Generationen verwischen sich, nicht selten müssen Kinder Verantwortung im Familiensinn übernehmen und werden häufig wechselseitig zu Verbündeten. So wird etwa bei einem ehelichen Konflikt die Tochter die Vertraute der Mutter gegen den Vater, womöglich gleichzeitig aber auch die Vertraute des Vaters gegen die Mutter. Es herrscht ein hohes Leistungsbedürfnis, und Zuwendung wird als Belohnung für erbrachte Leistung verstanden.

Für die Entstehung der Magersucht wird der Mutter eine bedeutende Rolle zugeschrieben, und zwar nicht nur in der Fachliteratur, wo die »Anorexie-Mutter« gern als strenge, unzufriedene, wenig emotionale und unsinnliche Frau charakterisiert wird, die ihre eigene berufliche Karriere zugunsten der des Mannes aufgegeben und sozusagen der Familie geopfert hat. Auch Väter neigen dazu, das Problem Ess-Störung ihrer Töchter ihren Ehefrauen zuzuschieben, natürlich einschließlich der Verantwortung und Schuld. Nach unserer Erfahrung ist aber die Sprache der Magersucht sehr häufig an die unfehlbaren und untadeligen Väter gerichtet, welche ihre Töchter oft genug nur über außerordentliche Leistungen wahrnehmen. Es gibt auch sehr figurbewusste Väter, die mit der Parole, nur dünne Frauen attraktiv zu finden oder als witzig gedachte Bemerkungen über eine vielleicht etwas pummelige Figur der Tochter in der Pubertät die entscheidende Kränkung provozieren, welche direkt in die Magersucht führt. Jedenfalls ist es wichtig, dass Väter ihre eigene Rolle im emotionalen Familiengefüge wenigstens aus Anlass der Erkrankung ihrer Töchter einmal überdenken.

Ein weiterer Problembereich muss angesprochen werden, nämlich das Essverhalten in der Familie. Nach neueren Untersuchungen spielen die Essgewohnheiten der Eltern eine größere Rolle als bisher vermutet. Kinder orientieren sich an den Essgewohnheiten ihrer Eltern jedenfalls mehr als an denen Gleichaltriger. Dabei wirken Mütter stärker als Vorbild für ihre Töchter als Väter. Der mütterliche Einfluss auf das Essverhalten einer Tochter wirkt sich besonders dann aus, wenn das mütterliche Essverhalten als abnorm zu bezeichnen ist. Mütter von essgestörten Patientinnen haben nach einer amerikanischen Studie häufig längere Zeit Diäten durchgeführt und sind häufig selbst als essgestört zu bezeichnen.

Wir haben außerdem die Erfahrung gemacht, dass auch Essverhalten und Lebensgewohnheiten der Großeltern bedacht werden müssen, wenn Therapeuten bei einer Patientin die Entstehungsgeschichte einer Ess-Störung aufspüren wollen. Großmütter oder Großväter können stärker als die eigenen Eltern das Familienleben bestimmen und vorgeben, was gut und böse, was erlaubt und unerlaubt ist, natürlich auch in Bezug auf das Essverhalten. Nach Meinung unserer Patientinnen sind immerhin 16 Prozent der Großmütter mütterlicherseits und knapp 12 Prozent der Großmütter väterlicherseits selbst essgestört.

Man sollte also die Mitglieder der Herkunftsfamilien in die Betrachtung mit einbeziehen, wenn von familiären Risikofaktoren für die Entstehung einer Ess-Störung die Rede ist. Das betrifft übrigens auch das Vorkommen von Depressionen oder Alkoholmissbrauch in der Familie, die beide das Risiko erhöhen, dass jemand in der Folgegeneration an einer Ess-Störung erkrankt.

Inzest, sexueller Missbrauch

Menschen mit verschiedenen psychischen Störungen und Erkrankungen haben in ihrer Kindheit und Jugend häufiger sexuelle Verletzungen erlitten als psychisch Gesunde. Oder anders ausgedrückt: Sexueller Missbrauch eines Kindes oder Jugendlichen erhöht das Risiko einer späteren psychischen Erkrankung. Dazu gehören verschiedene Persönlichkeitsstörungen wie die schon erwähnte Borderline-Störung, Alkohol- oder Drogenmissbrauch oder sexuelle Störungen. Frauen mit sexueller Traumatisierung in der Kindheit erkranken später ungefähr doppelt so häufig an Depressionen wie Frauen ohne derartige Erfahrungen. Nach einer britischen Untersuchung führt ein sexueller Missbrauch vor dem sechzehnten Lebensjahr bei den Betroffenen ungefähr zehn Mal häufiger zu Selbstmordhandlungen im Vergleich zur Normalbevölkerung.

Auch Patientinnen mit Ess-Störungen haben in ihrer Kindheit und Jugend häufiger sexuelle Verletzungen erlitten als die Durchschnittsbevölkerung. Das Risiko, an einer Ess-Störung zu erkranken, ist dann besonders groß, wenn es bei den sexuellen Handlungen zum Geschlechtsverkehr gekommen ist. Sexueller Missbrauch verursacht nicht zwangsläufig eine Anorexie oder Bulimie, aber er erhöht die Wahrscheinlichkeit, an einer Ess-Störung zu erkranken. Deshalb darf das Thema von Inzest und sexuellem Missbrauch nicht außer Acht gelassen, vernachlässigt oder verharmlost werden, wenn es darum geht, die Ursprünge einer Ess-Störung bei einer Patientin zu verstehen. Berichte über ungeheuerliche Straftaten und Sexualmorde an Kindern in den Medien verstellen den Blick auf die Täter, von denen unsere Patientinnen verletzt wurden. Täter sind überwiegend Familienangehörige und nicht der fremde Mann auf der Straße, vor dem die Kinder gewarnt werden. Es sind vor allem Väter, Stiefväter, Großväter und Brüder. Die Opfer sind meist Mädchen, viele von ihnen unter zehn Jahren.

Was verstehen wir unter sexuellem Missbrauch? Wo verläuft die Grenze zu normalen Körperkontakten zu den Kindern, zu Zärtlichkeit und Liebkosung? Wir sind der Überzeugung, dass jeder Erwachsene sehr wohl weiß, wann er diese Grenze überschreitet: Wenn er mit der Absicht handelt, ein Kind sexuell zu stimulieren, oder es zur eigenen sexuellen Erregung benutzt, also nicht nur Geschlechtsverkehr oder Masturbation mit oder vor dem Opfer.

Sexueller Missbrauch oder Inzest kommen in allen Schichten vor, geschehen unabhängig von Bildungs- und Vermögensstand. In den Familien, in denen auch Ess-Störungen gedeihen, gibt es einige Gefährdungen: Grenzen zwischen Familienmitgliedern werden nicht zugelassen und die Intimsphäre von Heranwachsenden geleugnet, Erotik und Sexualität sind tabuisiert, Familiengeheimnisse müssen unter allen Umständen bewahrt werden. Die Opfer sind Kinder, junge Mädchen, die alles tun, um den Erwartungen ihrer Familienangehörigen zu entsprechen, um anerkannt und geliebt zu werden. So haben sie keine Chance, sich gegen den Vater oder Großvater oder Bruder zu wehren. Sie müssen alles erdulden und sind zum Schweigen verdammt. Die psychischen Folgen wiegen schwer.

Wie sind Krankheitsverlauf und Prognose?

Ess-Störungen können sehr unterschiedlich verlaufen. Fundierte Kenntnisse gibt es nur über Betroffene, die in Behandlungszentren erfasst worden sind und sich zu Nachuntersuchungen bereit gefunden haben. Wahrscheinlich verbringen nicht wenige Menschen ihr Leben mit einem gestörten Essverhalten, ohne sich je in Behandlung zu begeben. Wir schließen dies aus den Berichten mancher Patientinnen über das Essverhalten ihrer Eltern und Großeltern, das wir als krankhaft beurteilen.

Unter prognostischen Gesichtspunkten müssen die Ess-Störungen getrennt betrachtet werden. Am besten untersucht ist die Anorexia nervosa. Ohne auf verschiedene Behandlungsarten einzugehen, kann festgestellt werden, dass bei Nachuntersuchungen nach fünf bis zehn Jahren etwa die Hälfte der Patientinnen keine Symptome einer Ess-Störung mehr hatten, etwa ein Viertel war gebessert, und bei einem Viertel der Patientinnen hatte sich die Ess-Störung verschlechtert oder sie waren verstorben. Nach einem langen Krankheitsverlauf, nämlich nach zwanzig bis dreißig Jahren, wurde eine erschreckend hohe Sterblichkeitsrate von 18 Prozent gefunden, bedingt durch Komplikationen der Anorexia nervosa oder durch Selbstmord.

Mindestens die Hälfte der Magersüchtigen können nach mehr oder weniger langer Zeit dem ständigen Hungergefühl und der Gier nach Essen nicht länger widerstehen; sie verschlingen, was sie sich lange Zeit verboten hatten, um es anschließend wieder zu erbrechen.

Leider ist die Beantwortung der Frage nach dem Verlauf der Magersucht komplizierter als zunächst angenommen. Wenn, wie gesagt, nach fünf bis zehn Jahren die Hälfte der Betroffenen ihre Ess-Störung überwunden haben, so bedeutet diese Aussage nur, dass bei einer Nachuntersuchung keine Symptome mehr vorhanden waren, welche die Kriterien einer Anorexia nervosa erfüllen würden. In einer vor kurzem veröffentlichten Studie wurde mitgeteilt, dass bei einer Untersuchung nach zehn Jahren sogar 60 Prozent keine Symptome einer Anorexia nervosa mehr hatten. Die Hälfte aller Patientinnen litt aber an einer anderen psychiatrischen Erkrankung wie Depressionen, Angststörungen oder Drogen- beziehungsweise Alkoholmissbrauch.

Diese Ergebnisse unterstreichen noch einmal die Bedeutung der sogenannten Komorbidität, auf die wir schon bei den individuellen Faktoren der Krankheitsursachen aufmerksam gemacht haben.

Für die Bulimia nervosa gibt es keine Verlaufsstudien über einen so langen Zeitraum. Bisherige Beobachtungen, etwa nach sechs Jahren, lassen die Prognose der Bulimie, was die Symptome der Ess-Störung betrifft, günstiger erscheinen als die der Anorexie. Nur 10 Prozent hatten bei einer Nachuntersuchung nach dieser Zeit ein schlechtes Ergebnis. Allerdings kann vor allem bei der Bulimie vom Purging-Typ durch den Übergang in andere psychiatrische Störungen wie Alkohol- und Drogenmissbrauch oder durch begleitende psychosoziale Schwierigkeiten wie Promiskuität oder häufige Eigentumsdelikte der Krankheitsverlauf eine ungünstige Wendung nehmen. In der Fachliteratur wird deshalb auch gelegentlich die Meinung vertreten, dass die Prognose der Bulimie schlechter sei als die der Anorexie.

Alle diese Aussagen zum Krankheitsverlauf der Ess-Störungen und ihrer begleitenden psychiatrischen Komplikationen unterstreichen einmal mehr, dass Magersucht und Bulimie weit über einen vermeintlichen Schlankheitstick hinausgehen.

Was verstehen wir unter Coabhängigkeit?

Der Begriff »Coabhängigkeit« wird auf Bezugspersonen in der unmittelbaren Umgebung eines Menschen mit einer Suchterkrankung, zum Beispiel eines Drogen- oder Alkoholabhängigen, angewandt. Die Angehörigen verstärken durch ihr Verhalten den Süchtigen in seiner Sucht, unter anderem auch, indem sie eine konsequente Behandlung letztlich verhindern. Coabhängig können Mütter, Väter oder Partner sein, die »nur das Beste« erreichen wollen. Sie versuchen durch ihren persönlichen, nicht selten auch finanziellen Einsatz gelegentlich über Jahre die Sucht des ihnen nahestehenden Menschen in den Griff zu bekommen. Sie möchten ihn vor den in ihren Augen nicht akzeptablen Bedingungen einer Entziehungsbehandlung bewahren und wollen letztlich die Schande süchtigen Verhaltens vor der Umgebung verheimlichen.

Ein vergleichbares Verhalten finden wir auch bei Eltern oder Partnern essgestörter Patientinnen. Allzu langes Verharmlosen oder Beschönigen, das ständige Vertuschen essgestörten Verhaltens auch in der Familie gehört zu einer Coabhängigkeit ebenso wie Beteuerungen der Kranken, »ab morgen wird alles anders«, »es war das letzte Mal«, auch wenn dieser Glaube permanent, oft über Jahre, enttäuscht wird. Geschwister, die sich darüber aufregen, dass ihre Schwester ständig erbricht, werden zurechtgewiesen, und die Mutter putzt die Toilette noch sorgfältiger, um alle verräterischen Spuren nach dem Erbrechen zu beseitigen. Besorgte Bemerkungen von Freunden oder Verwandten über das erschreckende Aussehen der magersüchtigen Tochter werden mit dem Hinweis abgetan: »Es gibt eben dicke und dünne Menschen, und wer ist heute nicht essgestört.« Die Beispiele lassen sich beliebig vermehren:

Eine Mutter hat allmählich den Verdacht bekommen, dass ihre Tochter an einer Bulimie leidet. Sie stellt fest, dass mehrmals in der Woche über Nacht der Eisschrank geleert wird. Statt die Tochter zur Rede zu stellen, sorgt sie nun dafür, dass immer genügend Lebensmittel vorhanden sind. Oder: Ein Partner nimmt wahr, dass seine Freundin zunächst hin und wieder und dann regelmäßig nach dem Essen auf die Toilette geht, um zu erbrechen. Da seine Vorhaltungen nichts bewirken, zieht er sich zurück und »hält sich die Ohren zu«, wie er später sagt. Oder: Eine Magersüchtige lässt sich zu ihrem dritten stationären Behandlungsversuch überreden; nach zwei Tagen ruft sie ihre Eltern an, weil irgend etwas in der Klinik angeblich unerträglich ist, und bittet, sie umgehend abzuholen. Der Vater fährt in die Klinik und nimmt seine Tochter mit nach Hause, nicht selten, ohne mit den Therapeuten zu sprechen, in einer Art »Nacht-und-Nebel-Aktion«.

Jeder, der sich als Therapeut mit essgestörten Patientinnen auseinandersetzt, kennt die ambivalente Einstellung zu einer Therapie, allemal, wenn es sich um eine teilstationäre oder vollstationäre Therapie handelt. Vor allem Magersüchtige wehren sich oft mit Händen und Füßen gegen eine solche Therapie, zum Beispiel bei uns, weil sie ihre Ausbildung nicht vier Monate unterbrechen wollen und Angst haben, ein Schuljahr wiederholen zu müssen. Gerade wenn es um Leistung geht, werden sie von ihren Eltern in ihrer Entscheidung gegen eine Therapie unterstützt. Eltern erwecken oft den Eindruck, dass Leistung für sie wichtiger ist als die Überwindung der Magersucht.

Die Angehörigen haben zu allen Beispielen später gesagt: »Was hätten wir denn anderes tun sollen?« Natürlich gibt es in einer bestimmten Situation immer wieder Gründe, sich so zu verhalten, wegzuschauen oder nachzugeben, und dennoch trägt jede derartige Situation, so wenig bedeutend sie auch im Augenblick scheinen mag, dazu bei, das krankhafte Verhalten der Essgestörten zu unterstützen und damit den Krankheitsverlauf zu verschlechtern. Die Angst vor einer Konfrontation mit unbequemen Konsequenzen, zum Beispiel, dass die Tochter, wenn nicht das geschieht, was sie sich vorstellt, droht, auszuziehen oder gar einen Suizidversuch zu machen, ist die wesentliche Ursache für coabhängiges Verhalten.

Was gibt es für Behandlungsmethoden?

Es gibt keine spezifische und keine »beste« Behandlung der Magersucht und Bulimie. Fachleute sind sich darin einig, dass psychotherapeutische Verfahren die wichtigste Rolle spielen. Praktiziert werden sehr unterschiedliche Richtungen und auch Kombinationen von einzelnen Verfahren. Das Angebot an psychotherapeutischen Verfahren ist vielfältig und für nicht psychotherapeutisch Tätige oft verwirrend. Für eine Betroffene sind die Chancen nicht groß, verschiedene Verfahren kennen zu lernen und dasjenige auszuwählen, das ihr für sich am geeignetsten erscheint. Wir wollen im Folgenden wenigstens in groben Zügen einige wichtige Verfahren skizzieren.

Psychoanalyse

Nach Sigmund Freud führen unbewusste frühkindliche Konflikte zu Neurosen. Magersucht und Bulimie werden zu den Neurosen gerechnet im Sinne einer, wenn auch misslungenen, Konfliktlösung durch entsprechende Krankheitssymptome. Ziel der Analyse ist es zunächst, diese ungelösten, verdrängten Konflikte aus der Vergangenheit dem Bewusstsein und Erleben zugänglich zu machen. Das geschieht im Wesentlichen durch die Deutung von freien Assoziationen und Träumen. Kern der psychoanalytischen Therapie ist die Übertragungsneurose, in der der Patient emotionale Einstellungen auf den Therapeuten projiziert. Wesentlich ist, dass der Patient Einsichten über ins Unbewusste verdrängte Konflikte gewinnt, bearbeitet und löst.

Für die klassische Psychoanalyse muss man eine Dauer von drei bis fünf Jahren mit zwei bis vier Sitzungen pro Woche als Einzeltherapie veranschlagen. Daneben gibt es analytisch orientierte Gruppen-, Paar- und Familientherapien, die weniger zeit- und kostenaufwendig sind.

Gesprächstherapie

Die so genannte klientenzentrierte Gesprächstherapie wurde von dem Amerikaner Carl Rogers begründet. Rogers schreibt dem Menschen ein hohes Maß an Fähigkeit zu Selbstverwirklichung, Selbstverständnis, Gesundheit und Anpassung zu. Gestörtes Verhalten führt er auf falsche Lernprozesse zurück. Aufgrund seiner Neurose sei der Patient nicht mehr in der Lage, sich allein zu helfen; er bedürfe eines Therapeuten.

Es lassen sich zwei gesprächstherapeutische Richtungen unterscheiden, nämlich die naturwissenschaftliche und die phänomenologische. Die Therapeuten der naturwissenschaftlichen Richtung verhalten sich ihren Patienten gegenüber vor allem wertschätzend, akzeptierend und verstehend und begegnen ihm mit emotionaler Wärme. Therapeuten der phänomenologischen Richtung begegnen ihren Patienten mit konkreten Vorschlägen, gelegentlich auch konfrontativ, und verweisen auf Möglichkeiten einer alternativen Lebensführung. Weitere Bereiche wie gesunde Ernährung oder sportliche Aktivitäten werden mit dem Ziel einbezogen, die Lebensqualität zu verbessern.

Verhaltenstherapie

Im Gegensatz zur Psychoanalyse stehen bei der Verhaltenstherapie die aktuelle Problematik und die momentane Lebenssituation eines Patienten sehr viel mehr im Vordergrund als dessen lebensgeschichtliche Entwicklung. Verhaltenstherapie besteht aus einer Vielzahl therapeutischer Methoden, durch die unerwünschtes Verhalten abgebaut und alternative Verhaltensweisen gelernt oder aufgebaut werden. Gemeinsam mit dem Patienten müssen sein gestörtes Verhalten und die Bedingungen analysiert werden, die das gestörte Verhalten aufrechterhalten. Beides, Verhalten und Bedingung, ist das Ziel therapeutischer Interventionen. Menschliches Verhalten kann im Sinne eines Regelkreismodelles auf die Wechselwirkung mehrerer Faktoren zurückgeführt werden. Dabei sind Umweltfaktoren und biologische Einflussgrößen ebenso wichtig wie emotionale oder kognitive intrapersonale Prozesse. Die verschiedenen Ebenen stehen in enger Wechselwirkung zueinander, und jede Veränderung innerhalb des Systems, also auch positive therapeutische Einflüsse, wirken sich auf die Beziehung zur Umwelt, den psychischen und biologischen Zustand aus.

Eine besondere Bedeutung haben therapeutische Verfahren erlangt, die den Patienten in die Lage versetzen sollen, den gewünschten Veränderungsprozess selbst steuern zu können. Eine zentrale Rolle spielt der »Selbstmanagement«-Therapieansatz nach Kanfer. Zentrale Aufgabe in diesem Ansatz ist es, Selbstregulation, Eigenverantwortung und Fähigkeit zur Selbsthilfe zu fördern. Der Patient ist somit am therapeutischen Prozess aktiv beteiligt. Damit wird der persönliche Anteil eines Individuums an der Bestimmung seines Lebensschicksales betont. Er trägt zur Klarstellung dessen bei, was Gegenstand der Therapie ist, und wie er seine Lebenssituation befriedigend gestalten könnte.

Bei der praktischen Durchführung der Selbstmanagement-Therapie sprechen wir vom »Prinzip der minimalen Intervention«. Das bedeutet, Therapie hat die Funktion einer zielgerichteten effektiven, aber nur kurzfristigen Stütze für die besonders problematischen Lebensbereiche; der Patient wiederum setzt möglichst selbstständig Strategien zur Problemlösung in Gang. Er soll lernen, Verhalten in bestimmten Situationen nach persönlichen Zielen zu steuern, Emotionen und physiologische Erregungsmuster zu erkennen und zu beeinflussen. Er soll lernen, mit störenden kognitiven Prozessen wie zum Beispiel selbstabwertenden Gedanken umzugehen und sie in Einklang mit eigenen Zielvorstellungen zu bringen. Es wirkt sich fördernd auf die Motivation des Patienten aus, dass die Ziele der therapeutischen Veränderung von Anfang an konkretisiert werden. Positive Zielvorstellungen werden entwickelt, unrealistische Ziele erkannt, geklärt und modifiziert.

Ergänzende Psychotherapiemethoden

Es gibt weitere therapeutische Verfahren, die auch in der Behandlung von Patientinnen mit Ess-Störungen angewandt werden, wie etwa Körperwahrnehmungstherapie, Gestalt- und Tanztherapie, kreative Therapie und Entspannungstherapie. Sie lassen sich zum Teil gut miteinander kombinieren.

Einzel- oder Gruppentherapie

Die hier aufgezählten psychotherapeutischen Methoden sind sowohl als Einzeltherapie wie auch als Gruppentherapie anwendbar. Wir sind der Meinung, dass bei jeder Patientin und jedem Patienten individuell überlegt werden sollte, welche der beiden Behandlungsformen angemessener ist.

Seit fast zehn Jahren bevorzugen wir in unserer therapeutischen Arbeit das Konzept der Gruppenpsychotherapie, das sich übrigens in der Behandlung von Ess-Störungen weitgehend durchgesetzt hat. Anfängliche Bedenken gegenüber dieser Therapieform haben sich nicht bestätigt. Es wurde nämlich befürchtet, dass sich Magersüchtige in ihrer mangelnden Krankheitseinsicht und ihrer pathologischen Einstellung zum Essen bestärken und gegenseitig unterstützen; ihre unrealistische Körperwahrnehmung und das Ausmaß der Gewichtsabnahme könnten überdies ein konkurrierendes Verhalten nach dem Motto »wer ist die Dünnste« provozieren. Die Impulsivität bulimischer Patientinnen schien gegen eine Einbindung in eine therapeutische Gruppe zu sprechen. Trotz aller Vorbehalte mussten schon in den 70er Jahren auch mehrere essgestörte Patientinnen auf einer Station gemeinsam aufgenommen und behandelt werden, und so entwickelte man Gruppenkonzepte.

Bald zeigte sich, dass in der Gruppe die Selbstexploration einer einzelnen Patientin erleichtert und gefördert wurde. Die oft ähnliche Problematik der Gruppenmitglieder steigert die Gesprächsbereitschaft. Ein vermittelndes und verständnisvolles Eingehen auf die Schwierigkeiten und Probleme eines anderen schafft ein Klima von Vertrauen. Es erzeugt Sicherheit in der

Gruppe und ermöglicht Jugendlichen die wertvolle Erfahrung, helfen zu können und gebraucht zu werden. Positive Gruppenerfahrungen korrigieren die krankheitsbedingten sozialen Defizite und setzen somit eine soziale Wiedereingliederung in Gang. Vor allem bei jugendlichen Essgestörten stellt eine altersentsprechende soziale Reintegration einen besonders wichtigen Faktor für eine dauerhafte Gesundung dar. Häufig sind die Betroffenen mit der Bewältigung von anstehenden Entwicklungsaufgaben wie beispielsweise der Ablösung von den Eltern und Aufnahme von altersgemäßen Beziehungen überfordert. Und zweifellos liegt hier eine wesentliche Gefahr eines Rückfalles. Die Gruppe der Gleichaltrigen wirkt unterstützend und kann als Gegengewicht zu den häufig sehr engen und verstrickten Beziehungen innerhalb der Familie erlebt werden.

Was ist empfehlenswerter: eine ambulante oder eine stationäre Behandlung?

Vor jeder Art von Psychotherapie muss geklärt werden, ob bei einer Patientin oder einem Patienten mit einer Ess-Störung ein erhebliches Untergewicht besteht oder ob eine Gefährdung durch medizinische Komplikationen zu erwägen ist. Gegebenenfalls ist eine stationäre Aufnahme in einer pädiatrischen/jugendmedizinischen oder internistischen Abteilung notwendig.

Seit bald drei Jahren praktizieren wir am Münchner TCE eine enge Zusammenarbeit mit der jugendmedizinischen Abteilung des Krankenhauses Dritter Orden mit folgenden Zielen: Untersuchung, Beobachtung und Differentialdiagnostik möglicher Komplikationen, Beginn einer Ernährungstherapie unter Vermeidung einer Sonde und Motivation zu einer anschließenden Psychotherapie der Ess-Störung. Für die Ernährungstherapie haben wir einen Stufenplan mit hochkalorischer Trinknahrung ausgearbeitet. Dieses Kooperationsprogramm ist nicht nur für stark untergewichtige Magersüchtige gedacht, sondern auch für Patientinnen und Patienten mit einer Bulimie mit hoher Frequenz von Essattacken. Nach Erfahrungen mit rund 80 Patientinnen und Patienten sehen wir diese interdisziplinäre Kooperation als erfolgreich an.

Die Psychotherapie einer Ess-Störung kann sowohl ambulant als auch teilstationär oder stationär durchgeführt werden. Die Wahl der Behandlungsform soll sich nach der individuellen Krankengeschichte richten. Für eine stationäre Behandlung sprechen nach unserer Ansicht folgende Kriterien:

- sehr schlechter psychischer oder körperlicher Zustand
- Dauer der Erkrankung über mehrere Jahre
- gescheiterte ambulante Behandlungen
- unerträgliche Spannungen in der Familie
- der Wunsch, ohne Familie zurechtzukommen
- die Überzeugung, in einer stationären Behandlung besser aufgehoben zu sein als in einer ambulanten, aus welchen Gründen auch immer

Ebenso muss eine Patientin mit schweren begleitenden psychischen Störungen, etwa einer Depression mit Selbstmordabsichten, ohne Wenn und Aber in eine psychiatrische Klinik eingewiesen werden. Von diesen glücklicherweise nicht so häufigen Notsituationen abgesehen, bevorzugen wir anstelle einer vollstationären Behandlung ein tagklinisches Therapiekonzept.

Tagklinische Behandlung bedeutet, dass Patientinnen tagsüber in die Klinik kommen und dort in einen strukturierten Tagesablauf mit verschiedenen therapeutischen Aktivitäten eingebunden sind. Am Abend gehen sie nach Hause und sind somit nicht längere Zeit von ihrer gewohnten Umgebung und ihren Bezugspersonen getrennt. Außerdem haben die Patientinnen Gelegenheit, ihr gestörtes Essverhalten außerhalb der Klinik eigenverantwortlich zu steuern. Die Autonomie der Patientinnen und ihr Gefühl, eigenständig etwas bewirken zu können, bleiben gewahrt. Tagklinikpatientinnen erleben, dass sie ihr »Symptom« auch allein bewältigen können, das stärkt das Bewusstsein der eigenen Kompetenz. Ein tagklinisches Therapieregime bedeutet zugleich einen Vertrauensbeweis der Therapeuten den Patientinnen gegenüber, weil alle restriktiven Maßnahmen (wie zum Beispiel Toiletten abschließen etc.) und Kontrollen entfallen. Somit erleichtert das tagklinische Konzept mit dem damit einhergehenden hohen Anteil an Eigenverantwortung den Übergang in das Alltagsleben nach Abschluss der Behandlung.

Wie lange dauert eine Behandlung?

Je nachdem, wie lange eine Ess-Störung schon besteht und wie schwer sie verlaufen ist, schwankt auch die Dauer der notwendigen Behandlung. Es ist realistisch, den Zeitraum einer Behandlung auf ein bis drei Jahre anzusetzen; auf keinen Fall darf angenommen werden, dass eine Patientin nach einer mehrmonatigen stationären oder, wie in unserem Fall, teilstationären Behandlung geheilt ist. Vor allem Eltern neigen zu einer solchen Einstellung und setzen damit ihre Töchter erneut unter einen Leistungsdruck. Auch einige Magersüchtige möchten ihre Therapie in wenigen Wochen mit Auszeichnung absolvieren. Dann kann es durchaus sein, dass die Gewichtskurve steil nach oben geht und das Zielgewicht in vier bis sechs Wochen erreicht wird – natürlich zur Zufriedenheit der Eltern. Leider ist eine Gewichtsnormalisierung sehr viel schneller zu erreichen als die Einsicht in Entstehungsmechanismen und, darauf aufbauend, eine Änderung des gestörten Verhaltens. Magersüchtige mit rasch ansteigender Gewichtskurve haben eher eine schlechte Prognose.

Mit einer stationären oder teilstationären Behandlung ist die Therapie aber nicht abgeschlossen. Eine weiterführende ambulante Behandlung ist notwendig. Eine Krankheit wie Magersucht und Bulimie, die sich über einen langen Zeitraum entwickelt hat, kann nicht im Handumdrehen wieder aus der

Welt geschafft werden. Ihre Therapie entspricht einer Entwicklung, bei der auch immer wieder einmal Rückschläge vorkommen. Ess-Störungen sind eben keine Infektionskrankheiten, die mit vorhersagbarer Dauer antibiotisch kuriert werden können.

Worin besteht das Therapiekonzept am TCE?

Wir haben am Therapie-Centrum für Ess-Störungen des Max-Planck-Instituts für Psychiatrie ein Therapiekonzept entwickelt, das wir mit wenigen Modifikationen seit 1989 praktizieren. Damals haben wir die erste Tagklinik für Ess-Störungen in Europa eröffnet. 1994 sind wir in eigene Räume außerhalb des Klinikgeländes gezogen.

Unser Behandlungsprogramm ist in vier aufeinander folgende Phasen gegliedert:
1. Motivationsphase (Dauer 1 Monat)
2. Tagklinik-Phase (Dauer 4 Monate)
3. ambulante Phase (Dauer 4 Monate)
4. Ablösungsphase (Dauer 6 Monate).

Die Behandlung erfolgt ausschließlich als Gruppentherapie: Patientinnen mit Magersucht und Bulimie werden in einer Gruppe behandelt. Das Therapiekonzept ist kognitiv-verhaltenstherapeutisch ausgerichtet.

1. Motivationsphase

Wir sind der Überzeugung, dass die ungünstige Prognose für die Überwindung einer Ess-Störung mit der oft lange fehlenden oder zumindest fragwürdigen Motivation der Betroffenen, die Krankheit zu bewältigen, zusammenhängt. Deshalb versuchen wir, eine tragfähige Behandlungsbereitschaft aufzubauen. Patientinnen und Patienten, die bei uns eine Therapie machen wollen, kommen nach einem ersten Beratungsgespräch über einen Zeitraum von etwa einem Monat einmal wöchentlich zu gemeinsamen Informations- und Motivationsgesprächen zusammen. Dabei erläutern wir unser Therapiekonzept, legen die Grundsätze unserer Behandlung dar und machen sie mit unseren Erwartungen an ihre Mitarbeit vertraut. An den Sitzungen nehmen außer den Therapeutinnen auch in der Therapie bereits fortgeschrittene Patientinnen teil. Es hat sich bewährt, Gruppen mit Patientinnen aus verschiedenen Therapiestadien zu mischen, um so die Erfahrungen derjenigen zu nutzen, die gleichartige Symptome und ähnliche Probleme durchlebt haben. Wir halten die Motivation zur Krankheitsbewältigung für den entscheidenden Faktor für eine erfolgreiche Therapie. Wir wissen aber auch um die Schwierigkeiten und Vorbehalte, die manche Betroffene vor einer Therapie haben, und kennen deren Ängste.

Ein großes Problem ist vor allem die »falsche Motivation« für eine Behandlung. Man kann einer Therapie zustimmen, aber alles andere damit bezwecken als eine Bewältigung der Krankheit. Manche beginnen eine Therapie ihren Eltern zuliebe oder weil sie dem Druck zu Hause nicht länger standhalten können, obwohl sie selbst die Krankheit behalten möchten. Einige wollen den Beweis erbringen, dass es für sie keine Hilfe gibt. Wieder andere sind zwar bereit, Teilbereiche der Krankheit, die lästig sind, aufzugeben, nicht aber ihre grundsätzliche Krankheitsideologie. Es gibt aber auch diejenigen, die nicht nur in der Magersucht oder Bulimie etwas Besonderes, Elitäres sehen, sondern auch in einer Psychotherapie. Sie wollen damit beides, die Magersucht oder die Bulimie behalten und zusätzlich psychotherapiert werden. Psychotherapie kann zu einer intellektuellen Befriedigung, zu einem Spiel mit dem Therapeuten auf hohem verbalem Niveau werden. So ist es das Ziel unserer Motivationsgruppe, die Behandlungsbereitschaft vorher zu analysieren, zu verstärken oder zu korrigieren.

Weitere Anliegen in der Motivationsphase sind das gegenseitige Sich-Kennenlernen und das Erproben einiger Maßnahmen, die in der tagklinischen und der ambulanten Phase von Bedeutung sind. Zum Beispiel regen wir unsere Patientinnen an, schriftliche Protokolle über ihre täglichen Ernährungsgewohnheiten zu führen und typische Verhaltensweisen wie Essensrituale, kalorienverbrauchendes Training, Hungerbewältigungspraktiken, Ablauf von Heißhungerattacken, Kontrollmaßnahmen oder Täuschungsmanöver aufzuzeichnen. Außerdem motivieren wir unsere Patientinnen, ihre Lebens- und Krankengeschichte aufzuschreiben.

2. Tagklinik-Phase

Kernstück unseres Therapiekonzeptes ist die tagklinische Phase. Sie wird von einer zahlenmäßig festgelegten Gruppe von Patientinnen am gleichen Tag begonnen und am gleichen Tag beendet. Das Therapieprogramm ist inhaltlich und zeitlich strukturiert und folgt einem genauen Stundenplan. Es ist aus einzelnen Bausteinen zusammengesetzt, wie zum Beispiel Gruppenpsychotherapie, Ernährungstherapie, kreative Therapie, Körperwahrnehmungstherapie, Selbstsicherheitstraining, Förderung der sozialen Kompetenz, Anleitung zu themenzentriertem Schreiben und Familiengruppenveranstaltungen.

Die Patientinnen beteiligen sich an der Organisation und der Gestaltung des Klinikalltags. Sie helfen beim Einkaufen und in der Küche, geben sich bei der Bewältigung ihrer Ess-Störungssymptome gegenseitig Rückmeldung und engagieren sich in der Mitbetreuung von anderen in Krisensituationen. Sie schlagen Themen für Gruppengespräche vor und beteiligen sich aktiv an Informationsveranstaltungen über Ess-Störungen, zum Beispiel in Schulen.

In diesem Therapieabschnitt soll erreicht werden, dass die Betroffenen Ursachen und Bedingungen ihrer Krankheit erkennen, sie verändern oder, so gut es geht, beseitigen.

3. Ambulante Phase

Auch wenn Patientinnen das Programm der Tagklinik mit Engagement absolviert haben, so ist damit die Krankheit noch nicht verschwunden. Die Gefahr und Versuchung, sich in kritischen Situationen wieder in das vertraute krankhafte Essverhalten zu flüchten, ist noch keineswegs gebannt. So ist es das Ziel der anschließenden ambulanten Phase, das bisher Erreichte zu stabilisieren und neu erlernte Verhaltensmuster in das Alltagsleben zu integrieren. Dazu dienen einmal wöchentlich stattfindende therapeutische Gruppensitzungen sowie sogenannte therapeutische Arbeitskreise. Die therapeutischen Arbeitskreise haben zum Ziel, bestehende Fähigkeiten zu vertiefen und neugierig zu machen, neue Kompetenzen zu erwerben. Zum Repertoire der therapeutischen Arbeitskreise zählen eine Musik-, Theater-, Tanz- und Malgruppe sowie eine Lern- und Freizeitgruppe. Wir streben in den therapeutischen Arbeitskreisen unter anderem eine Modifikation der oft grotesken Ansprüche an, die Magersüchtige an ihre Leistung stellen. Wir werten es zum Beispiel als Erfolg, wenn eine Abiturientin, die zuvor ihr musikalisches Talent nur in Konzertsälen zum Besten zu geben pflegte, begeistert von einem Auftritt in der Fußgängerzone mit ihrem therapeutischen Arbeitskreis berichtet.

4. Ablösungsphase

Dieser Therapieabschnitt dient der allmählichen Ablösung der Patientinnen von der schützenden Institution des Therapie-Centrums. Die therapeutischen Aktivitäten der ambulanten Phase werden fortgesetzt, jedoch haben die Therapeuten nur mehr beratende Funktion, während die Gruppe die inhaltliche Gestaltung der Sitzungen übernimmt. Die Ablösungsphase ist als letzter therapeutischer Schritt auf dem Weg in ein Leben ohne Krankheit gedacht. Die Patientinnen nehmen Abschied von ihren Arbeitsgruppen und dem Team. Sie halten eine sogenannte Abschlussbilanz, in der sie nochmals ihre Krankengeschichte und Therapie resümieren. Sie definieren Ziele und benennen Methoden, mit denen sie diese Ziele erreichen wollen.

Werden Angehörige in die Therapie im TCE einbezogen?

In die Entwicklung einer Ess-Störung sind immer auch Angehörige mit einbezogen, als Eltern oder alleinerziehende Mutter, als Partner oder als Geschwister. Ess-Störungen sind keine akuten Krankheiten. Die davon Betroffenen ändern ihr Verhalten nur langsam und sind lange Zeit darauf bedacht, in ihren pathologischen Gewohnheiten nicht entdeckt zu werden. Aber wenn die Störung unübersehbar geworden ist, gibt es viele Irritationen bei den Angehörigen, und es werden die unterschiedlichsten Reaktionen ausgelöst. Wir halten es für dringend notwendig, dass Angehörige mit in die Therapie einbezogen werden. Das Wissen um Ess-Störungen und deren Symptome ist meist nicht sehr groß und oft von Vorurteilen geprägt. Eine wichtige Aufgabe bei der Begegnung von Therapeuten mit Angehörigen ist es deshalb, aufzuklären und offensichtliche Missverständnisse auszuräumen. Wir sind davon überzeugt, dass Angehörige, meistens die Eltern, nicht nur an der Entstehung und Aufrechterhaltung der Krankheit ihrer Tochter beteiligt sind, sondern auch den Verlauf einer Therapie ganz entscheidend mitbestimmen, und zwar sowohl den Erfolg als auch den Misserfolg. Schon aus diesem Grunde sind wir von Anfang an bemüht, unsere Arbeitsweise Angehörigen gegenüber transparent zu machen. Gerade zu Beginn einer Therapie spüren wir oft großes Misstrauen. Vorzeitige Therapieabbrüche werden nicht selten von den Eltern initiiert.

Es gibt in unserem Therapieprogramm einige Veranstaltungen für Angehörige. Eine davon, auf die wir großen Wert legen, ist das »Sonntagsfrühstück« in der tagklinischen Phase. Patientinnen und Angehörige frühstücken gemeinsam; im Anschluss daran zeigen die Patientinnen ihren Gästen die Räume, in denen sie tagsüber im TCE arbeiten. Ab 10 Uhr findet dann eine Diskussionsrunde statt, die von Patientinnen in Anwesenheit von Mitgliedern des therapeutischen Teams moderiert wird. Dabei geht es um Information und Aufklärung über die

Krankheit und die Therapie. Unser Anliegen dabei ist es, unser Krankheits- und Therapieverständnis transparent zu machen. Angehörige haben die Gelegenheit, Vorbehalte und Ängste zu äußern und immer wiederkehrende Fragen nach Ursachen und Schuld zu stellen. Am Ende eines Sonntagsfrühstücks formuliert jede Patientin einen Wunsch an ihre Angehörigen, und ebenso können Angehörige einen Wunsch an die Patientin äußern. Eingeladen wird zum »Mütterfrühstück«, zum »Väterfrühstück« und »Elternfrühstück«. Es gibt ein eigenes Sonntagsfrühstück für Partner, Freunde und Geschwister.

Die Beteiligung an den Informationsveranstaltungen in der tagklinischen Phase ist sehr gut. Anders ist es in der ambulanten Phase, in der wir in dreiwöchigen Abständen eine Familiengruppentherapie, eine Geschwister- und eine Partnergruppentherapie anbieten. Dabei geht es nicht mehr nur noch um Informationsaustausch, um das Abklären gegenseitiger Erwartungen und Wünsche, sondern um das Aufdecken problematischer Beziehungsmuster in der Familie und das Einüben modifizierter Verhaltensweisen im Umgang miteinander. Gemessen an der Tatsache, dass wir für jede Familie mit einem essgestörten Kind eine Familientherapie für sinnvoll ansehen, ist die Bereitschaft von seiten der Eltern zu einer längerfristigen Zusammenarbeit relativ gering. Dies gilt vor allem dann, wenn deutlich wird, dass es in der Familiengruppentherapie um Veränderung geht und nicht nur darum, alles zu tun, um den Zustand, der vor der Krankheit bestanden hat, wiederherzustellen.

Die Eltern einer unserer Patientinnen haben eine Selbsthilfe-Initiative Angehöriger Essgestörter (SIAE) gegründet, die jeweils samstags in vierzehntägigen Abständen eine Gesprächsgruppe anbietet und zweimal wöchentlich eine Sprechstunde abhält. Diese Arbeit in der Selbsthilfe-Initiative hat sich als äußerst effektiv und wertvoll erwiesen. Für Angehörige, besonders Eltern, ist es oft weit weniger belastend, wenn sie sich ohne Formalitäten und ohne Anwesenheit von Therapeuten Rat holen und aussprechen können. Eltern sind nach einer oft mehrjährigen Erfahrung mit der Ess-Störung ihrer Tochter von dem Beginn der Symptome bis zur Therapie zu Experten geworden, und dieses Wissen und die Erfahrungen können anderen in gleichen Situationen sehr hilfreich sein.

Natürlich können sich an die Selbsthilfe-Initiative auch Angehörige wenden, deren Kinder oder Partner nicht bei uns in Behandlung sind.

Was bedeuten therapeutische Wohngruppen?

Wir verfügen seit Herbst 1993 über therapeutische Wohnplätze für essgestörte Patientinnen. Die Anzahl der Plätze haben wir inzwischen auf jetzt dreißig erhöht und damit nahezu verdoppelt. Die Nachfrage ist groß, weil sich diese zusätzliche therapeutische Maßnahme als sehr wirksam erwiesen hat.

Aufgenommen werden Patientinnen, bei denen aus unterschiedlichen Gründen – zum Beispiel eine zusätzliche Diagnose neben der Ess-Störung oder sehr ungünstige häusliche Verhältnisse – die Aussichten auf eine einigermaßen erfolgreiche Behandlung mit unserem üblichen Therapieangebot nicht günstig erscheinen. Für viele Patientinnen ist es nicht empfehlenswert, allein zu leben, vor allem dann, wenn pathologische Gewohnheiten und Verhaltensweisen in der Therapie aufgegeben und durch neue Konzepte der Lebensführung ersetzt werden sollen. Nicht wenige Patientinnen haben sich so sehr auf die Bewältigung ihrer krankhaften Lebensweise konzentrieren müssen, dass sie die Fähigkeit zu sozialen Kontakten und einer eigenständigen Lebensführung verloren haben oder niemals erlernen konnten.

Das Zusammenleben mit zwei, drei oder vier anderen Patientinnen bietet die Chance, ein Stück »normales Leben« zu lernen und zu erproben. Dazu gehört es, Regeln des Zusammenlebens zu lernen und zu achten, Grenzen zu respektieren, aber auch, sich zu behaupten und Toleranz zu üben. Es muss der Haushalt geführt werden, und natürlich spielen gemeinsame Mahlzeiten, aber auch Freizeitgestaltung eine große Rolle.

Die Bewohnerinnen der Wohngruppen werden von einem eigenen therapeutischen Team betreut, zu dem auch eine Diätassistentin gehört, das Gespräche und Besuche in den einzelnen Wohnungen vornimmt und regelmäßige Gruppenveranstaltungen organisiert. Da die therapeutische Wohngemeinschaft eine zusätzliche Behandlungsmaßnahme ist, finden therapeutische Aktivitäten überwiegend in den späten Nachmittags- oder Abendstunden statt.

Die Wohnplätze stehen nur Patientinnen zur Verfügung, die sich in Behandlung des TCE in der Tagklinik oder ambulanten Phase befinden, und auch nur für die Dauer dieser Therapie. Wenn, was natürlich vorkommt, eine Bewohnerin die Therapie abbricht, muss sie ihren Platz räumen.

Träger der therapeutischen Wohngemeinschaften ist ein privater Verein. Für die Finanzierung wurde von der Aufsichtsbehörde ein Betreuungssatz gewährt. Die Kosten werden vom Jugendamt, vom Sozialamt, gelegentlich von Krankenkassen oder aus privaten Mitteln erstattet.

Wer bekommt einen Therapieplatz am TCE?

Nicht wenige Patientinnen, aber auch Angehörige wenden sich an uns, weil sie durch unsere Öffentlichkeitsarbeit, wie Vorträge in Schulen, Zeitungsartikel, gelegentlich Fernsehsendungen oder durch unsere Buchpublikationen zum Thema von unserer Arbeit erfahren haben. Wir erwarten, dass sich Betroffene möglichst direkt mit uns in Verbindung setzen, wenn sie sich mit dem Gedanken tragen, sich im TCE behandeln zu lassen. Nachdem wir in dem sogenannten »Erstgespräch« eine genaue Anamnese erhoben und einige Untersuchungen durchgeführt haben, einschließlich der Bestimmung des BMI, erfolgt eine erste diagnostische Zuordnung. Bei der anschließenden Beratung, an der mit Einverständnis der Patientin auch Angehörige teilnehmen können, geht es darum, das Für und Wider einer Therapie am TCE zu klären. Essgestörten Frauen, denen es im ersten Gespräch schwer fällt, sich für oder gegen eine Therapie zu entscheiden, laden wir ein, mit anderen Betroffenen, die sich gerade in der tagklinischen Phase befinden, zu sprechen, was sich sehr bewährt hat. Zum Erstgespräch sollten nach Möglichkeit auch medizinische Untersuchungsbefunde neueren Datums mitgebracht werden. Bei gravierendem Untergewicht oder unklaren Symptomen empfehlen wir zum Beispiel eine stationäre Behandlung in einer jugendmedizinischen Klinik vor einer Behandlung im TCE. Für die tagklinische Phase müssen die Betroffenen mit ihrer Krankenkasse die Kostenübernahme klären.

Zusammenfassung

Folgende Kernsätze fassen wichtige Punkte im Rahmen einer bestehenden Ess-Störung zusammen. Sie können vielleicht auch als Orientierungshilfe für Gespräche in den Familien dienen.

- Die als Magersucht und Bulimie bekannten Ess-Störungen sind weder eine vorübergehende Pubertätskrise noch ein Modetick.
- Magersucht und Bulimie sind ernsthafte Krankheiten.
- Nicht nur die seelischen, auch die körperlichen Folgeschäden der Ess-Störungen können gravierend sein.
- Nicht jeder Arzt oder jede Ärztin ist mit der klinischen Erscheinung einer Ess-Störung vertraut.
- Negative Ergebnisse körperlicher Untersuchungen dürfen Eltern nicht zu dem Schluss verleiten, dass damit eine Ess-Störung ausgeschlossen ist.

- Magersüchtige mit starkem Untergewicht können lebensbedrohlich krank sein.
- Magersucht und Bulimie können zum Tod führen.
- Die Magersucht wurde erstmals im 17. Jahrhundert in England beschrieben.
- Ende des 19. Jahrhunderts lagen in England und Frankreich bereits Erkenntnisse über die Anorexia nervosa, ihre möglichen Ursachen, ihre Symptome und Krankheitsverläufe vor, die den heutigen ähnlich sind.
- Damals wie heute erkrankten überwiegend Mädchen und junge Frauen an dieser Ess-Störung.
- Das Verhältnis Mädchen zu Jungen ist heute etwa 20 zu 1.
- Das Erkrankungsalter liegt meistens zwischen 12 und 25 Jahren, wobei sich der Beginn weiter nach unten verschiebt.
- Seit 1980 ist die Bulimie eine eigene diagnostische Kategorie.
- Die Kombination von Magersucht mit bulimischem Verhalten nimmt zu.
- Bulimie kommt auch ohne Magersucht vor.
- Ess-Störungen werden heute nicht selten von Alkohol- und Medikamentenmissbrauch begleitet.
- Ess-Störungen sind oft mit anderen psychischen Erkrankungen wie Angst- oder Zwangskrankheit, Depressionen sowie Persönlichkeitsstörungen verbunden.
- Eine eindeutige Ursache der Ess-Störungen ist bisher nicht bekannt.
- Das komplexe Krankheitsgeschehen lässt sich nur aus dem Zusammentreffen verschiedener äußerer und innerer Faktoren erklären.
- Die Ess-Störung entsteht häufig unmerklich.
- Die Symptome gehen über die Nahrungsaufnahme und das Essverhalten hinaus.

- Das familiäre Essverhalten kann eine pathologische Einflussgröße sein.
- Das Zusammenwirken von Persönlichkeitsmerkmalen der Betroffenen und elterlichen Verhaltensweisen begünstigen die Krankheit.
- Die Ess-Störung erfüllt eine wichtige Funktion im Leben der Patientin. Diese zu erkennen und zu verstehen, ist eine wesentliche Voraussetzung für eine erfolgreiche Therapie.
- Die Ess-Störung ist häufig ein Hilfeschrei.
- Psychotherapie bietet keine Patentrezepte. Sie erfordert den Einsatz der ganzen Person.
- Bei erheblichem Untergewicht bzw. Verdacht auf schwerwiegende medizinische Komplikationen ist eine stationäre (pädiatrische/internistische) Untersuchung und Behandlung notwendig.
- Es gibt keine »beste« Behandlungsmethode.
- Eine Psychotherapie kann, je nach individueller Krankengeschichte, ambulant, teilstationär oder stationär durchgeführt werden.
- Die Dauer der Behandlung hängt von der Schwere und Dauer der Krankheit ab.
- Die Therapie ist nicht nur ein möglicher Ausweg aus der Krankheit, sondern die Chance für ein erfüllteres Leben.
- Patientinnen sind die wahren Expertinnen in Sachen Magersucht und Bulimie.
- Eltern können nicht als Therapeuten fungieren.
- Eltern können die Therapie positiv oder negativ beeinflussen.
- Die Überwindung der Ess-Störung kann eine Chance für die ganze Familie bedeuten.

Patientinnen berichten über ihre Erfahrungen mit der Ess-Störung

Die Wirklichkeit von Magersucht und Bulimie, wie sie von Betroffenen erlebt wird, vermittelt genauere und tiefere Einblicke in ihre Krankheit, als Ärzte und Therapeuten es je vermögen. Wir haben im Laufe der Jahre immer wieder die Erfahrung gemacht, dass unsere Patientinnen die wahren Expertinnen in Sachen Magersucht und Bulimie sind. Wo wir die Ess-Störungen sozusagen von außen, anhand von Zeichen und Verhaltensweisen festmachen – und mögen diese noch so subtil und unser Blick noch so geschärft sein –, da sehen sie nach innen, fördern Erlebnisse und Gefühle zutage, stellen Assoziationen zu ihrem gestörten Essverhalten her, auf die wir mit unserem psychologisch-psychiatrischen Wissen nicht gekommen wären. Wer essgestörten Frauen zuhört, kann viel über den Sinn ihrer Krankheit erfahren und vermag sie auf diese Weise vielleicht besser zu verstehen.

Symptom- und Krankheitsgeschichten

Die folgenden Geschichten erzählen von der – oftmals unmerklichen – Entstehung der Ess-Störung, von ihren manifesten und verborgenen Symptomen im Alltag.

Daniela:

»Ich habe mich als Jugendliche nie den vielen Diäten unterworfen, die meine Freundinnen ausprobierten. In dem Bewusstsein erzogen, dass ich etwas ganz Besonderes sei, ein durch und durch liebenswertes und von meinen Eltern gewolltes Kind, hatten Schlankheitsideale keinen Einfluss auf mich. Ich war immer gut drauf, eine hervorragende Schülerin, eine gute

Freundin und Zuhörerin. Wo ich auftauchte, ging die Sonne auf. Mir ging es prinzipiell nie schlecht im Beisein anderer. Ich hatte in der Schule bis zum Abitur einen hyperaktiven Alltag, ausgefüllt mit Reiten, Musizieren und Tanzen, Stricken und Treffen mit Freunden. Ich war total organisiert. Schon in meiner Kindheit konnte ich Prioritäten setzen, wusste, dass Schularbeiten vor dem Spielen kamen. Meine Mutter sagte einmal während meiner Therapie zu mir: ›Du wusstest immer, was du wolltest. Ich konnte deinen Aktivitäten nichts entgegensetzen, du warst immer so stark.‹

Ich war so willensstark und bestimmt, weil mir dieses Gefühl Kraft gab und die Anerkennung meiner Mitmenschen einbrachte. Gute Leistungen wurden mit entsprechenden Noten belohnt, und zu Hause konnte man schon raten, was die Klassenarbeit gebracht hatte. Ich funktionierte in jeder Hinsicht und war vorzeigbar. Ein echter Schatz, der seinen Eltern Freude machte. Und das machte wiederum mir Freude. Denn meine Eltern waren mein großes Vorbild, und ihre Beziehung zueinander erhielt in meiner Vorstellung fast etwas Heiliges. Anderer Kinder Eltern ließen sich reihenweise scheiden – meine umarmten und küssten sich in meiner Gegenwart! Sie waren so glücklich. Und ich war ganz sicher ein Teil von diesem Glück. Allerdings war dies ein Platz, um den ich rückblickend betrachtet unglaublich kämpfen musste. Es war anstrengend, perfekt zu sein. Es war anstrengend, immer adrett und nett zu sein. Es war anstrengend, nicht wie die anderen in meinem Alter zu sein.

Mit sechzehn Jahren trank ich mein erstes Glas Wein in Gegenwart meiner Eltern. Etwa um diese Zeit entdeckte ich auch, dass ich bislang ungekannte Gefühle bekam: Ich verliebte mich. Es war herrlich, diesen Gefühlen in der Einsamkeit meines Zimmers freien Lauf zu lassen. Bis ich entdeckte, dass meine Eltern diesen ganz und gar nicht wohlwollend gegenüberstanden. Ich wusste, mit der Zeit des offenen Hauses für meine Freundinnen und Freunde war es irgendwie vorbei. Ich wusste, dass ein Partner dort keinen Platz finden würde. Ich schwankte zwischen schlechtem Gewissen gegenüber meinen Eltern und Abscheu vor meinem in meinen Augen triebhaften Fühlen. Ich wollte diese Sehnsucht bekämpfen und mich vor allem meinem Vater, diesem für mich doch niemals ganz zugänglichen Menschen, gegenüber loyal verhalten. Dieses Vorhaben wurde jedoch noch für eine Weile auf Eis gelegt – schuld war mein studienbedingter Umzug nach München.

Die Trennung von meinen Eltern war furchtbar – wie wir uns erst viel später eingestanden haben. Wir trauten uns damals nicht, diesem Schmerz Raum zu geben, und litten alle still vor uns hin. Die erste Zeit war schrecklich, aber ich bemühte mich, tapfer zu sein. Und ich erkannte auf einmal die Chance, jetzt all das endlich ausleben und erfahren zu können, wofür zu Hause kein Platz war. Ich machte zielstrebig meine erste sexuelle Erfahrung – und wurde beim besten Willen nicht damit fertig. Ich war glücklich, aber die Angst, im Studium zu versagen, wenn ich nicht meine volle Aufmerksamkeit darauf verwendete, wurde immer stärker. Mein Selbstbewusstsein, auch was mein Leistungsvermögen betraf, sank auf den Nullpunkt. Ich bewunderte die Studienkollegen, die feierten und es sich gut gehen lassen konnten und die der Fachhochschule keine so große Bedeutung einräumten. Schließlich erhielt ich nach dem ersten Semester meine ›Quittung‹: Noten zwischen ›gut‹ und ›ausreichend‹. Gleichzeitig war ich fest davon überzeugt, schwanger zu sein. Ich misstraute sämtlichen Schwangerschaftstests und ärztlichen Ratschlägen.

An Ostern beichtete ich meinen Eltern, die mich in München besuchten, meine tiefe innere Zerrissenheit. Wie eine magische Formel höre ich noch heute den Satz: ›Man kann eben nur eines: ein gutes Studium abliefern oder sich die Tage und Nächte um die Ohren schlagen.‹ Es war sicher nicht so gemeint, und meine Eltern waren tief bestürzt, als sie später hörten, welche Konsequenzen dieser Satz hatte. Ich trennte mich von meinem Freund, der diesen Schritt überhaupt nicht erwartet hatte und nicht nachvollziehen konnte, und wandte mich ab diesem Zeitpunkt ausschließlich dem Studium zu. Die Kontakte zu den Studienkollegen hielt ich auf kleiner Flamme, ging nur selten zu Einladungen und sagte meistens gar nicht ab. Man würde mich schon nicht vermissen, dachte ich, mich, die eben nur eines kann: studieren oder leben.

Es kam die Zeit meines zweiten Praxissemesters, das ich wieder auf der Insel Zypern bei einer deutschen Offshore-Firma verbrachte. Meine Einsamkeit nahm ich aus München mit. Ich erinnerte mich, bei meinem ersten fünfmonatigen Aufenthalt durch das gute griechische Essen ein bisschen zugenommen zu haben, und sah mich deshalb vor. Ich legte mir ein Fahrrad zu und fuhr jeden Morgen extra schnell in die Firma. Ich merkte, wie meine Problemzonen auf einmal nicht nur muskulöser, sondern auch weniger wurden. Gleichzeitig reduzierte ich ganz allmählich, beinahe unmerklich meine Nahrungsmengen. Süßigkeiten standen als Erstes auf der Tabu-Liste, dann fiel immer häufiger das Abendessen aus. Bei gemeinsamen Essen mit zypriotischen Freunden lehnte ich nach einem oder zwei Bissen ab und behauptete, satt zu sein. Jeden Morgen bestimmte der Blick auf die Waage meine Tagesform: Zeigte sie weniger als am Vortag, war meine Laune grenzenlos gut – war jedoch das Gegenteil der Fall, fühlte ich mich unerträglich schlecht und hungerte nur noch konsequenter. Ich genoss die Komplimente von Firmenangestellten ob meiner modelartigen Figur. Ich fühlte mich unbesiegbar. Ich brauchte nichts und niemanden. Gegen Männer war mein Körper immun, und ich würde ihn schon noch weiter abhärten. Ich lebte gut in meiner Welt. Sie bot mir Schutz und, nach meinem Empfinden, zum ersten Mal eine eigene Identität.

Dieses Phänomen entdeckte ich, als ich nach fünf Monaten mit sicherlich 15 kg weniger von meinen Eltern in Empfang genommen wurde. Das Entsetzen stand ihnen im Gesicht, zumal ich vorher niemals übergewichtig gewesen war. Ich genoss ihre Unsicherheit. Ich fühlte mich so stark und glaubte, endlich meine eigene Persönlichkeit gefunden zu haben. Wenn ich mit meiner Mutter in den Semesterferien auf eine dieser frustrierenden Einkaufstouren ging, bei denen wir regelmäßig mit leeren Händen zurückkehrten – ›Das ist alles viel zu groß, Mama‹ –, hielt man uns schon längst nicht mehr für Schwestern. Früher war das so. Meine Eltern versuchten es zunächst mit Verständnis: ›Was bedrückt dich?‹, dann mit Autorität: ›Du isst jetzt etwas!‹ Alle Versuche waren vergeblich. Ich kehrte am Ende der Semesterferien nach München zurück und wog so wenig wie niemals zuvor. Den Schmerz, den meine Eltern empfanden, fühlte ich nicht. Ich war voller Hass gegen sie und gegen mich selbst.

In München empfing mich wiederum Entsetzen über meine äußere Veränderung. Aber ich ignorierte die Blicke, die Fragen nach meinem Befinden: ›Mir geht es blendend, danke.‹ Durch diese Mauer gab es kein Durchkommen – leider auch nicht mehr für mich selbst. Ich durchlitt eine Phase höchster Leistungsfähigkeit, die dann in schwerste Depressionen, Unkonzentriertheit und Schlaflosigkeit mündete. Mein Tag war zu dieser Zeit bis ins kleinste Detail kontrolliert und durchgestylt – nur so konnte ich, das weiß ich heute, meine ständig um Essen und Nahrung kreisenden Gedanken ertragen und verhindern, dass ich ihnen nachgab. Ich baute eine Menge immer wiederkehrender Rituale auf, nur um über den Tag zu kommen. Meine Essens- und Trinkzeiten waren festgelegt, die Liste der verbotenen und erlaubten Lebensmittel längst ausgefeilt und in meinem Kopf abgelegt. Ich hörte auf, etwas anderes als mein Gesicht zu sehen, wenn ich in den Spiegel schaute. Mein Körper kam mir auch mit einem extremen Untergewicht immer noch dick vor. Das Hungergefühl konnte ich nicht mehr spüren, gleichwohl beschäftigte ich mich ständig mit dem Gedanken ans Essen. Mittlerweile sah ich dies als große Schwäche an.

In der Fachhochschule saß ich auf einem mitgebrachten Kissen und konnte gar nicht verstehen, wie die anderen die harten Holzbänke ertragen konnten. Ich pflegte mich, lackierte die Fingernägel rot und war perfekt geschminkt. Meine Haare umhüllten meine Figur wie ein warmer Mantel. Meine einzigen Außenkontakte bestanden in einem alten Freund aus Kindertagen, der mich tagtäglich aus Hamburg anrief, und meiner Mutter, die ebenfalls jeden Abend nach mir fragte.

Inzwischen hatte ich ein Buch von Monika Gerlinghoff über Magersucht und Bulimie gelesen. Ich begann mich mit dem Gedanken zu beschäftigen, ob ich nicht vielleicht doch magersüchtig sein könnte. Ich erkannte mich in dem Buch wieder. Aber die Angst, dieses aufgeben zu müssen, war stark. Ich konnte mir nicht vorstellen, ohne die Magersucht auch nur einen schönen Tag zu erleben. Aber mit ihr erlebte ich ihn auch nicht mehr. Nachts betete ich, am Morgen nicht mehr aufwachen und das ritualisierte Leben durchziehen zu müssen. Ich war erschöpft und müde. Regelmäßig ging ich in dieser Zeit zum Sport und verlor auf diese Weise weitere Kilo. Das Essen wurde immer stärker rationiert. Ich sparte, wo ich konnte, und versagte mir, was nur ging. Die Depression wurde immer grausamer und verbot es mir, am Wochenende den Balkon zu betreten – ich wohnte im vierten Stock. Der Gedanke an Essen drängte sich immer wieder zwischen andere Gedanken. Es war wie ein Teufelskreis, und ich merkte, ich war mit meiner Kraft am Ende. Lebte ich zuvor in einer besonders aggressiven Phase, weinte ich jetzt nur noch.

Wenn ich über den Sinn meiner Magersucht nachdenke, dann weiß ich, sie war über Jahre mein Ein und Alles. Sie ersetzte sämtliche Beziehungen und gab mir eine tiefe innere Befriedigung. Wenn die Waage die Disziplin meiner Magersucht bestätigte, dann war das wie ein schönes Geschenk, eine Streicheleinheit, ein liebes Wort und Weihnachten zusammen. Nichts hätte mich in dieser Zeit mehr freuen können. Meine Magersucht machte mich stark, unantastbar und autark. In der Therapie im TCE habe ich erkannt, dass sie noch viel mehr war: Sie war meine Sprache, mein Hilfeschrei, meine Art zu sagen, dass etwas ganz und gar nicht in Ordnung war.

Meine Magersucht war eigentlich für mich der einzige Weg, meine Lebenseinstellung grundlegend zu verändern. Ich war so verzweifelt über meine gelernte Rolle des perfekten, beherrschten und verständnisvollen Menschen – für viele meiner Freunde war ich der seelische Mülleimer, der immer einen guten Lebensrat parat hatte –, und gleichzeitig traute ich mich nicht, anders zu sein. Ich hatte Angst, dass meine Freunde, meine Nächsten eine schwache, traurige, leistungsschwache Daniela ablehnen würden. Ich war fest davon überzeugt, in solchen Momenten nicht mehr geliebt zu werden. So ging es nicht weiter, so wollte ich nicht weiterleben. Aber ich konnte diese Wünsche nicht aussprechen und schon gar nicht nach ihnen leben. Ich hatte Angst, für meine Eltern würde eine Welt zusammenstürzen, wenn ich sie in Frage stellte. Meine Mutter wusste alles von mir, jeden Schritt teilte ich ihr fast zwanghaft mit. Ich konnte das doch nicht ohne Grund einfach unterbinden! Die Magersucht bot mir erstmals einen Ausweg: Ich durfte schweigen, ich musste nicht mehr alles erzählen, was mich bewegte, ich durfte taub sein gegen ihre Ratschläge und gefühllos gegen ihr unendliches Mitgefühl. Und endlich fühlte ich mich nicht mehr so schrecklich unterlegen gegenüber meiner so selbstbewussten und schönen Mutter. Und endlich kam ich meinem wahnsinnig rationalen, in sich gekehrten und mit sich und seinem Job befassten Vater näher. Wahrscheinlich hatte er es zum allerersten Mal nicht einfach mit mir. Die Magersucht konnte er nicht wegdiskutieren oder an meine Vernunft appellieren. Ich spürte allmählich die Angst, die er um mich bekam, und über diese Aufmerksamkeit, dieses echte Gefühl war ich glücklich.

Meine Magersucht war, wie ich im Rückblick erkenne, auch Zeichen meiner totalen Überforderung vom Leben und den Ansprüchen, die ich selbst an mich stellte. Ich wollte es allen recht machen, wusste aber überhaupt nicht, wer ich selbst war. Was meine Eltern betraf, so spielte ich ständig den Vermittler. Ich machte meine temperamentvolle Mutter meinem rationaleren Vater verständlich, ich sah mich automatisch in der Beschützerrolle, wenn mein Vater nicht greifbar war, und andererseits bildete ich in Diskussionen häufig eine Einheit mit meinem Vater gegen meine emotional argumentierende Mutter. Ich sage bewusst ›Diskussionen‹, denn Gespräche wurden bei uns zu Hause nicht geführt – dazu waren sie zu politisch, viel zu anstrengend und Standpunkte verteidigend. Mit der Magersucht zeigte ich, dass ich alle diese Rollen nicht mehr zu spielen gedachte.«

Annas Symptomgeschichte:

»Ich versuchte lange Zeit, mir selbst und meiner Familie vorzumachen, wie gesund und fröhlich ich bin. Erst nachdem ich bereits ein Jahr krank war, gestand ich mir ein, dass ich magersüchtig war. Bis dahin war ich der festen Überzeugung, wieder normal essen zu können, wenn ich es nur wollte. Vor allem durch meine Mutter war ich bald, nachdem ich mit dem Hungern begonnen hatte, direkt auf meine Magersucht angesprochen worden, aber zu dieser Zeit stritt ich alles ab. Um meine Gesundheit zu beweisen und meine Mutter davon zu überzeugen, dass ihre Befürchtungen ungerechtfertigt waren, begann ich immer perfektere und ausgefeiltere Methoden zu entwickeln, die für meine Familie den Anschein erwecken mussten, dass ich wirklich relativ normal war. So hatte ich immer beste Ausreden auf Lager, gemeinsame Mahlzeiten mit der Familie zu vermeiden. War ich doch dazu gezwungen, ließ ich heimlich Essen von meinem Teller in den Hosentaschen verschwinden, verdünnte Säfte und Milch, nahm sehr oft nach, jedoch nur kleinste Portionen, und aß extrem langsam. Wurde ich einmal bei meinen heimlichen Täuschungsmanövern erwischt, war mir das furchtbar peinlich, und ich schämte mich dafür.

Meine Lieblingsbeschäftigung wurde Kochen und Backen, zum einen, um meinen Hunger zu vertreiben, zum anderen, um meine Familie zu mästen. Die Vorstellung, dass irgendeiner in meiner Familie weniger aß als ich, war unerträglich. Umso mehr genoss ich es, wenn ich sie mästen konnte. Ich weiß noch, wie furchtbar es für mich war, als meine Mutter eines Tages unter Protest ihr Besteck weglegte und nicht aufaß, weil sie bemerkt hatte, dass ich Käse hatte verschwinden lassen. Sie wollte mich mit meinen eigenen Waffen schlagen, doch das brachte nichts, es führte nur dazu, dass ich immer noch raffiniertere Täuschungsmanöver entwickelte und es dabei zur absoluten Perfektion brachte. Genauso wenig veränderte das gut gemeinte Zureden meines Vaters etwas an meinem Verhalten. Sein bittender, fast flehender Blick, der an meine Vernunft appellierte – ›Jetzt nimm doch bitte noch etwas‹ – ging ins Leere.

Heute glaube ich, dass die einzige Möglichkeit meiner Familie, mich von der Magersuchtsschiene abzubringen, völliges Ignorieren meiner ständigen Essensangebote gewesen wäre. Denn solange ich jemanden zum Essen bringen konnte, verspürte ich Erfolg und Macht über denjenigen. Ich konnte ihn kontrollieren. Für mich war Verweigerung meines Mästens das Schlimmste. Meine Familie war inzwischen völlig hilflos geworden. Sie taten fast alles, was ich wollte. Ich stand im Mittelpunkt des Geschehens. Alles drehte sich nur noch um mich. Sogar die Gerichte durfte ich bestimmen, die es gab, und meine Mutter kochte wesentlich fettärmer als sonst. Sie versuchten einfach alles, ließen sich sogar von mir mästen, immer in der Hoffnung, dass ich dann vielleicht auch einen Bissen mitessen würde.

Ich habe mir oft überlegt, welches Verhalten ich mir gewünscht hätte, und bin zu dem Schluss gekommen, dass während einer langen Zeit meiner Krankheit jede Reaktion meiner Familie falsch war. Nichts war mir recht. Meine Eltern, vor allem meine Mutter, erkundigten sich oft, was ich denn gegessen hätte. Das nervte mich furchtbar, und ich log das Blaue vom Himmel herunter. Fragten sie jedoch nicht, so fühlte ich mich nicht wahrgenommen und verspürte von mir aus den Drang zu berichten, was ich angeblich schon alles gegessen hätte. Die knallharte Aussage meiner Eltern eines Tages, ich sähe aus wie ein Kind aus der Dritten Welt, verletzte mich sehr und ließ mich in Tränen ausbrechen, da ich mich nicht so sah.

Meine Mutter versuchte, durch Lesen von vielen Büchern über Magersucht den Ursachen und Symptomen auf die Spur zu kommen. Damals aber war mir ihr Bemühen, die Krankheit und mein Verhalten verstehen zu wollen, eher lästig. Ich empfand es als aufdringlich, weil ich glaubte, sie wollte mir wieder etwas wegnehmen, was endlich nur mir allein gehörte. Ich dachte, sie wollte einfach nicht aufhören, mich zu kontrollieren und mich im Griff zu haben. So empfand ich es auch als aufdringlich, als sie mir Bücher über Magersucht auf meinen Schreibtisch legte mit den Worten, ich könne ja mal darin lesen. Ich weigerte mich lautstark und empört. Doch irgendwann, als ich mich wieder einmal völlig hilflos und ausgeliefert fühlte, Angst vor mir selbst bekam, las ich heimlich in einem der Bücher. Ich konnte nicht aufhören zu lesen und auch nicht zu weinen, weil ich mir selber eingestehen musste, wie hochgradig magersüchtig ich war. Es tat sehr weh, mich in all den Betroffenen wiederzuerkennen, die in dem Buch *Magersüchtig* ihre Krankheit erzählen. Ich denke, es war letztlich etwas Gutes, was meine Mutter getan hat, und vielleicht sollten andere Mütter auch ihren Töchtern Bücher über Magersucht einfach auf den Schreibtisch legen. Sonst ließ ich zu dieser Zeit nichts an mich heran, vor allem nichts, was von meiner Familie kam. Ich empfand sowohl Mitleid als auch Bedauern, Anteilnahme oder Ignorieren, Wut oder Schweigen als negativ. Ganz furchtbar war für mich, dass meine Mutter nicht aufhörte, sich für alles schuldig zu fühlen. Ich hasste diese Schuldfrage, da sie zu nichts führte und auch nicht zu klären war.«

Katharina:

»Als Kind passte ich mich total meinen Eltern an. Ich tat nichts, was ihnen missfallen könnte, schämte mich, Bücher zu lesen, die meine Mutter nicht mochte. Ich hörte nur klassische Musik, weil mein Vater sie liebte. Ich lehnte Disco und Tanzen total ab, weil meine Eltern es taten. Ich hielt meine Eltern für sehr leistungsbewusst, also widmete ich mich auch in höchst übertriebenem Maß der Schule und war immer bestrebt, die besten Leistungen zu erbringen. Meiner Mutter war naturwissenschaftliches Denken wichtig; darum erklärte ich Biologie zu meinem Lieblingsfach. Länger schlafen, erst um 10 Uhr frühstücken am Sonntag, all das war für meine Eltern unmöglich; deshalb tat ich es auch nicht. Erst die Arbeit, dann das Spiel. Fernsehen war verpönt, ich sah darum auch nicht fern. Hatten meine Eltern Besuch, war ich bemüht, möglichst geistreiche Sachen zu sagen und wichtige Themen zu diskutieren, mir auf gar keinen Fall irgendeine Blöße zu geben. Meine Interessen mussten immer sehr intellektuell sein, damit ich ankam, so glaubte ich. Ich meinte, jeder erwartete das von mir. Alles war darauf ausgerichtet, nicht anzuecken, den Menschen zu gefallen und mich den Erwartungen entsprechend zu verhalten. Ich selbst existierte nirgends, alles war Anpassung und Anlehnung. Die absolute Orientierung an meine Mutter war das Ausgeprägteste. Sie sagte, welche Bücher, Filme, Spiele usw. gut und für mich richtig seien, welche Beschäftigung sinnvoll sei und welche nicht. Mein Leben war dadurch vollkommen geregelt und in Bahnen gelenkt. Dem Leben, wie es Klassenkameraden führten, wollte ich nicht nacheifern, weil diese erstens so viele Dinge taten, die von meiner Familie abgelehnt wurden, und dann einfach, weil ich meine Mutter für die Beste, Gescheiteste und Allwissende hielt und daher ihr Leben auch richtig sein musste. War ich doch einmal mit anderen Gleichaltrigen zusammen, dachte ich immer, was meine Mutter jetzt wohl tat. Ich fällte meine Entscheidungen danach, wie sie wohl entschieden hätte, einfach, weil ich wusste, dass mir dann nichts passieren konnte. Ich hielt einfach alles, was sie tat und lebte, für richtig.

In der Pubertät veränderte sich mein Körper erschreckend schnell. Meine bis dahin knabenhafte Figur verwandelte sich binnen Wochen in eine weibliche mit entsprechenden Rundungen, und meine Angst, die Kontrolle über meinen Körper zu verlieren, wuchs ins Unermessliche. Bis dahin hatte ich mir nie Gedanken über Essen und Figur gemacht. Ich aß, was mir schmeckte, und es war mir ziemlich egal, wieviel ich wog. Doch das wurde alles anders. Ich erinnere mich, dass meine Mutter in dieser Zeit einmal zu mir sagte, ich solle schauen, dass ich so bliebe und nicht weiter zunähme. Ich tat, was sie wollte, und aß einfach nicht mehr so viel, vor allem weniger Süßigkeiten. Ich nahm langsam ab, mir viel zu langsam. Ich versuchte, es zu steigern, bis ich das Abnehmen irgendwann nicht mehr in der Hand hatte.

Abnehmen wurde zum Zwang, zum Lebensinhalt. Ich freute mich über jedes Pfund weniger. Nach einiger Zeit konzentrierte ich mich nicht nur darauf, möglichst wenig Kalorien zu mir zu nehmen, sondern versuchte, auch möglichst viele Kalorien zu verbrauchen. Das heißt, ich zwang mich zu massiven sportlichen Leistungen, die ich ständig weiter steigerte. Ein Limit, das ich mir an einem Tag gesetzt hatte, musste ich auf jeden Fall am nächsten Tag wieder erreichen. Ich machte jeden Tag mindestens hundert Kniebeugen, fuhr mehrere Stunden Fahrrad, joggte in die Schule und machte eine Stunde Aerobic nach einer Kassette. Als ich dann offensichtlich immer weniger geworden war, merkte ich, dass ich den sportlichen Leistungen nicht mehr gewachsen war. Ich verlagerte meine Interessen auf geistige und schulische Leistungen. Wenn ich in der Schule schon rumsitzen musste, dann sollte es wenigstens so effektiv und anstrengend wie irgend möglich sein. Ich meldete mich bei jeder Gelegenheit. Ich arbeitete wie besessen. Ich schrieb seitenweise Aufsätze als Zusatzaufgabe und machte zu Hause auch so viel ich konnte. Bei einer Deutschschulaufgabe schrieb ich, als ich fertig war, noch einen zweiten Aufsatz, um nicht zu wenig zu tun in der vorgegebenen Zeit. Immer wichtiger wurden dann auch meine Musikinstrumente, und ich übte jeden Tag mindestens drei Stunden Klavier, nicht nach Lust, sondern nach Zeit. Zeit war ohnehin der oberste Zwang meines Lebens.

Ich durfte nur noch eine genau bemessene Zeit schlafen. Ging ich nachts sehr spät ins Bett, musste ich am nächsten Tag genauso früh aufstehen wie immer, sonst wäre etwas Unwiederbringliches verloren gegangen. Mit am schlimmsten waren die Essenszeiten, die genau fixiert waren. Je länger ich krank war, desto zwanghafter und strenger wurde der Zeitplan, und ich war verzweifelt, wenn irgend etwas dazwischenkam und nicht genau so ablief, wie ich es mir vorgestellt hatte. So drehte ich in der Schule fast durch, wenn es locker zuging und die anderen sich unterhielten oder wir einen Film ansahen. Ich hatte dabei fast körperliche Schmerzen. Ich hätte schreien können! Ich machte dann krampfhaft Zusätzliches. Ich schrieb Briefe, machte Zusatzhausaufgaben, strickte. Der Zwang, nur Sinnvolles zu tun, war einfach grauenhaft. In den Pausen konnte ich mich nicht mit den anderen unterhalten, weil ich mich gezwungen fühlte herumzulaufen, um Kalorien zu verbrauchen. Nach der Schule rannte ich sofort los, um die erste Straßenbahn zu erreichen, um nicht zu spät zum Mittagessen und vor allem nicht nach meiner Schwester nach Hause zu kommen. Fuhr ich mit dem Fahrrad, hatte ich mir ein Zeitlimit gesetzt und brach in Tränen aus, wenn ich es nicht einhalten konnte. Auch der restliche Tag war nur auf Leistung angelegt – Sport, Schule, Musik. Abends durfte ich niemals vor 21.45 Uhr fernsehen. Dann kam das ›Heute-Journal‹, was ich mir nach einem Leistungstag gönnen durfte. Vor allem musste ich auch immer mehr tun, besser sein, extremer sein als meine Mutter und als meine Schwester. Gelang mir das nicht, stand jemand zum Beispiel eher auf als ich, war ich total verzweifelt, und der Tag war verloren.

Meine Eltern bemerkten mein merkwürdiges zwanghaftes Verhalten in Bezug auf Essen, Sport und Leistung bald und redeten auf mich ein aufzuhören. Aber es ging schon nicht mehr. Es wurde höchstens noch schlimmer, vor allem fühlte ich mich keineswegs krank. Meine Gefühle hörten ganz auf. Ich konnte mich nicht mehr richtig freuen, sowieso nicht spontan sein und am allerwenigsten mich entspannen. Ich entwickelte mich irgendwie mehr und mehr zu einer Maschine. Meine Familie sah ich als Einheit, die ganz abgesondert von mir lebte, und ich stand draußen. Als ich mich schließlich weigerte, überhaupt noch etwas zu essen, erklärte mir mein Vater eines Abends, dass er mich in ein Krankenhaus einliefern lassen werde. Ich flehte ihn an, es nicht zu tun, ich wollte und musste es selbst schaffen. Am nächsten Tag aß ich dann auch mehr. Ich trank Kakao zum Frühstück, aß normal zu Mittag, nachmittags trank ich sogar Kaffee und aß zu Abend. Aber es fiel mir sehr schwer. Wie viel ich zu dieser Zeit wog, weiß ich nicht mehr. Aber ich glaube, kurze Zeit später verfiel ich wieder in meine alten Verhaltensweisen. Darüber war ich selbst absolut verzweifelt, denn ich wollte es ja im Grunde gar nicht, aber ich konnte nicht anders. Meine Eltern hatten so viel mit mir geredet, und ich hatte nie getan, was ich ihnen hoch und heilig versprochen und mir selbst auch vorgenommen hatte. Ich war der Überzeugung, sie müssten sehr enttäuscht von mir sein. Die Schule wurde immer schlimmer. Ich hatte eine unheimliche Angst vor jedem neuen Tag. Mich grauste es wie verrückt.

Neben meiner Leistung beschäftigte mich das Essen, und ich dachte nur noch daran, malte mir die schönsten Essen aus. Obwohl ich auf Drängen meiner Eltern bereits seit einem Jahr eine ambulante Psychotherapie mit wechselnden Therapeuten machte, wurde meine Angst vor dem Leben zu dieser Zeit immer schrecklicher. Ich glaubte, nichts zu schaffen. Das Leben schien mir wie ein Rad, das alles fortreißt, aus dem man nie herauskann und das unaufhaltsam ist. Ich merkte, wie sehr ich auf mich selbst gestellt war. Der Hunger machte mir immer mehr zu schaffen. Ich meinte, nie so viel essen zu können wie ich Hunger hatte, und dass es nie genug Nahrung geben würde, um meinen Hunger zu stillen. So vergingen das Schuljahr und auch die Sommerferien. Mein Leben war eine einzige Maschinerie und Tortur. Meine Nerven wurden immer schlechter. Ich war reizbar und total fertig. Es gab wahnsinnig viel Streit mit meinen Eltern, vor allem natürlich mit meiner Mutter. Außerdem kapselte ich mich von allen Altersgenossen ab und war die ganze Zeit zu Hause. Ich fühlte mich wie der letzte Dreck. Ich erkannte auch, wie sehr ich mich in allem verrannt hatte, aber ich konnte mein Verhalten einfach nicht aufgeben. Vorwürfe von verschiedenen Bekannten, meine Eltern, vor allem meine Mutter krank zu machen und zugrunde zu richten, verstärkten meinen Selbsthass. Vorwürfe von meinen Eltern, Eifersucht gegen meine Schwestern machten mich ebenso fertig. Ich hasste mich oft bis zum Letzten. Ich hatte das Gefühl, mich verprügeln zu müssen, mir irgendwie furchtbar wehtun zu müssen, weil ich mich so schlecht und rücksichtslos benahm. Aber ich fühlte mich völlig hilflos und ausgeliefert und richtete meine Aggressionen oft gegen meine Schwestern oder meine Mutter. Hinterher machte ich mir dann wieder Vorwürfe. Alles war ein Teufelskreis. So verging die Zeit immer weiter, aber es lässt sich nicht beschreiben, wie schrecklich jeder Tag war.

Meine Mutter stieß dann zufällig auf das Buch *Magersüchtig* von Frau Gerlinghoff, das ich an einem Abend durchlas. Am nächsten Tag rief ich im TCE an und bat um ein Gespräch. Ich wollte endlich aus all dem heraus. So ging es nicht mehr weiter. Ich musste noch mit mir kämpfen wegen des bevorstehenden Abiturs, aber im Grunde wollte ich mit der Schule auch nichts mehr zu tun haben. Ich ließ mich auf die Warteliste schreiben, sofort gab es keinen Platz. Die Zeit des Wartens war schrecklich; anstatt schon anzufangen, mich zu erholen oder etwas zu tun, um zuzunehmen, musste ich noch weiter abnehmen, um ja vor mir die Berechtigung zu finden, mehrere Monate in eine Klinik zu gehen. Ich nahm noch einmal rapide ab und quälte mich noch stärker mit meinen Zwängen. Es war dann wie eine Erlösung, als ich endlich in die Klinik gehen konnte.«

Katharinas Mutter:

»Der Satz: Der Mensch wird als tabula rasa geboren, hat mich während meines Studiums sehr fasziniert – heute sehe ich das ganz anders, nicht aus Gründen der Genetik, sondern weil wir in ein soziales Umfeld hineingeboren werden, das uns von Anfang an prägt.

Meine Eltern waren einfache Leute, die sich sehr um möglichst viel Bildung bemüht hatten. Ich bin die ältere von zwei Töchtern. Meinen Vater habe ich sehr geliebt, aber nur selten gesehen. Er war zur Zeit meiner Geburt schon an der Front. Meine Mutter war ein sehr liebevoller Mensch, ich erlebte eine sehr behütete Kleinkindzeit. Die Geburt meiner Schwester war ein gravierender Einschnitt in meinem Leben! Ich musste plötzlich die Zuwendung meiner Mutter mit diesem Eindringling teilen. Es kam sogar noch schlimmer: Ich hatte immer das Gefühl, als bekäme die Kleine alle Zuwendung und Zärtlichkeit und als dächte meine Mutter, dass ich das nicht mehr nötig hätte, weil ich schon so groß und vernünftig sei. Der weitaus folgenschwerere Einbruch kam im März 1945 – damals war ich fünf Jahre alt –, als meine Mutter die Nachricht vom Tod meines Vaters erhielt. Meine Mutter fiel in eine tiefe Depression. Sie weinte sehr viel, und eine tiefe Traurigkeit lag über unserem Leben. Wir Kinder bekamen oft zu hören: ›Wenn ich euch nicht hätte, hätte ich mir schon lange das Leben genommen!‹ Ein unerträglicher Satz! Damals begann ich, mir Sorgen um meine Mutter zu machen und wohl auch Verantwortung für sie zu übernehmen. Meine Mutter fing ihrerseits an, alle ihre Sorgen und Probleme mit mir zu besprechen, ob es um finanzielle Schwierigkeiten ging oder ob es Streitigkeiten mit anderen Menschen waren. Ich wurde offensichtlich zum Partnerersatz. Für meine kleine Schwester war das eine viel zu schwere Last. Um dieses Leben überhaupt ertragen zu können, flüchtete ich in Tagträume, in denen ich in immer neue Rollen schlüpfen konnte und ein wunderschönes Leben führen durfte. Ich hatte eine große Sehnsucht nach einem Vater, der mich liebt, mir alle meine Sorgen abnimmt und mich beschützt.

Ganz allmählich kehrte meine Mutter wieder ins Leben zurück, hatte wieder einen Bekanntenkreis, und die Stimmung daheim wurde entspannter. Ihr Ansprechpartner in privaten Dingen blieb ich. Da es uns finanziell nicht gut ging, war es unserer Mutter sehr wichtig, dass wir eine gute Ausbildung bekamen. So war ich die Erste aus der großen Familie, die Abitur machte. Ich entschloss mich zu studieren und strebte das Gymnasiallehramt an. Meine Studienjahre waren nicht immer ganz einfach für mich, aber es waren sehr wichtige Jahre. Ich war zum ersten Mal weg von zu Hause und wohnte in einem Studentenwohnheim. So konnte ich einen Teil der Verantwortung, die ich meiner Mutter gegenüber verspürte, an meine Schwester abgeben. Endlich hatte ich die Pflicht und die Freiheit, für mich selbst verantwortlich zu entscheiden. Auf einmal spürte ich, dass ich auch ganz allein mit mir zurechtkommen konnte. Während des Studiums lernte ich viele verschiedene junge Menschen kennen; das war eine große Bereicherung für mich und führte mich aus der Enge, in der ich vorher gelebt hatte.

Bei Freundschaften mit Männern machte ich, was ja auch ganz normal ist, manch schmerzliche Erfahrung, und mit dem Wissen, dass ich auch allein leben könnte, beschloss ich, nur dann zu heiraten, wenn der ›Richtige‹ käme. Diesem begegnete ich während der Vorbereitung aufs Examen. Woher ich wusste, dass er der Richtige ist, weiß ich nicht. Ich weiß aber, dass es ihm genauso ging wie mir. Als wir unser Examen glücklich hinter uns hatten, beschlossen wir zu heiraten. Mein Mann hatte bereits eine Stelle als Arzt, ich arbeitete als Vertretungslehrerin in einem Gymnasium, bevor ich die Referendarzeit anfangen konnte.

In dieser Zwischenzeit wurde ich schwanger. Das hatten wir natürlich nicht so geplant. Ich musste erst viele Prügel aus dem Weg räumen, bis ich meine Stelle als Referendarin anfangen konnte; und auch dann wurde mir das Leben als wahrscheinlich erste schwangere Referendarin in dieser Schule nicht gerade leicht gemacht. Mit Hilfe meiner Schwester und später auch meiner Mutter, die sich während meiner Abwesenheit um unsere Tochter kümmerte, und mit der liebevollen Unterstützung durch meinen Mann brachte ich diese schwierige Zeit glücklich hinter mich. Wir waren damals sehr froh miteinander und überaus glücklich über unser Töchterchen. Trotz Kind, Beruf und schmalem Budget unternahmen wir viel zusammen. Das Einzige, was von Anfang an mein Glück trübte, war, dass mein Mann sehr viel arbeitete und ich deshalb viel allein war. Er versprach mir zwar immer wieder, dass er das ändern würde, aber darauf warte ich heute noch.

Nach meiner Referendarzeit arbeitete ich auf einer Teilzeitstelle. Meine Mutter sorgte für unsere Tochter und übernahm einen Teil der Hausarbeit. Wir dachten daran, ein zweites Kind zu bekommen, obwohl mir klar war, dass ich dann für einige Zeit mit meiner Berufstätigkeit aufhören müsste. Kurz vor der Geburt unserer zweiten Tochter wurde meine Mutter schwer krank, und wir hatten bald die schreckliche Gewissheit, dass sie nicht mehr lange leben würde. Es war ein sehr schlimmes Jahr für mich – hin- und hergerissen zwischen Hoffnung und Verzweiflung. Ich war ständig unterwegs mit meinen Kindern, ins Krankenhaus oder zur ambulanten Bestrahlung ... Ein Jahr nach der ersten Operation starb meine Mutter. Ich fühlte mich sehr elend und verlassen. Da waren so viele offene Fragen – von meiner Schwiegermutter war kaum Hilfe zu erwarten, sie hatte mich von Anfang an abgelehnt. An Berufstätigkeit war vorerst überhaupt nicht mehr zu denken.

Als ›Nur-Hausfrau‹ bekam ich Minderwertigkeitsgefühle, mich ödete das Einerlei meiner Aufgaben an, und ich sehnte mich nach anderen Menschen. Ohne dass es mir bewusst wurde, entwickelte ich mich allmählich zur ›Berufsmutter‹ nach der Devise: Wenn ich nun schon daheim sein muss, dann sollen vor allem die Kinder so viel wie möglich von mir profitieren. Ich unternahm sehr viel mit ihnen: Wir machten Ausflüge, Bergtouren, besuchten Ausstellungen, daheim bastelten, spielten, sangen wir etc. ... Meine Töchter sagen mir auch heute noch, trotz der schweren Zeit, die später kam, ihre Kinderzeit sei sehr schön gewesen. So weit, so gut! Aber da war ja auch noch die Schule. In der Familie meines Mannes spielten gute schulische Leistungen eine immense Rolle. Ich nahm einfach an, dass mein Mann das Gleiche von seinen Töchtern erwartete. Es war ganz selbstverständlich meine Aufgabe, mich um die schulischen Angelegenheiten der Kinder zu kümmern. Ich achtete darauf, dass sie lernten und ihre Hausaufgaben ordentlich machten. Meist war ich in der Nähe oder saß mit einem Strickzeug dabei, wenn sie arbeiteten. An so furchtbare Szenen, von denen andere Leute berichten, kann ich mich nicht erinnern. Aber ich bin davon überzeugt, dass Kinder sehr sensible Antennen haben für das, was wir Eltern von ihnen erwarten oder uns wünschen, und wenn die Beziehung so eng ist, wie sie zwischen mir und meinen Kindern war, versuchen sie von sich aus, unseren Erwartungen gerecht zu werden.

Unsere große Tochter war schon immer ein aufgewecktes Kind. Sie konnte mit vier Jahren bereits lesen und war in der zweiten Klasse den anderen Kindern so weit voraus, dass ihre Lehrerin mich bat, sie ein Schuljahr überspringen zu lassen. Das schmeichelte mir! Mein Mann war eher dagegen; er meinte, unsere Tochter solle in diesem Schuljahr lieber andere Schwerpunkte setzen, zum Beispiel in Musik. Nun, sie übersprang das Jahr und war auch in der neuen Klasse bald wieder die Beste. Damals merkte ich überhaupt nicht, wie übertrieben wichtig mir die schulischen Leistungen waren. Ich erinnere mich aber an ein Gespräch mit der Mutter eines Klassenkameraden meiner Tochter, in dem sie sich beklagte, dass ihre Kinder so schlechte Noten hatten. Sie sagte mir, wie sehr sie ihre Kinder bedauere. Da schoss mir der irre Gedanke durch den Kopf: Könnte ich so ein Kind lieb haben? Ich erschrak über diesen Gedanken, zog aber keine Konsequenzen für mich daraus.

Mein Mann war schon lange beruflich sehr engagiert. Er sah die Kinder fast nur an den Wochenenden, denn wenn er abends nach Hause kam, waren sie schon im Bett. Dadurch entstand eine Kluft zwischen ihm und den Kindern. Diese Kluft vergrößerte ich noch zusätzlich dadurch, dass ich mich zwischen meinen Mann und die Kinder stellte. Ich entzog sie ihm ein wenig, erzog sie, wie ich meinte, in seinem Sinn und präsentierte sie ihm dann wieder. Besonders deutlich wird dieses Phänomen dadurch, dass ich, wenn mein Mann die Kinder etwas fragte, mich beeilte, die Antwort zu geben, weil ich meinte, viel besser zu wissen und ausdrücken zu können, was sie sagen wollten. Ich wusste auch viel besser, wie es ihnen ging, als sie selbst.

Meine Kinder waren meine Aushängeschilder. Wenn sie Erfolg hatten, war das auch mein Erfolg. Wenn sie glücklich waren, war auch ich glücklich. Ohne meine Kinder kam ich mir unvollständig vor. Manchmal dachte ich über mich selbst nach und sagte mir, eigentlich müsstest du sehr glücklich sein. Du hast einen guten, liebevollen Partner, drei gesunde, aufgeweckte Kinder, keine gesundheitlichen oder finanziellen Probleme. Aber ich spürte kein Glück, auch keine Zufriedenheit. Ich schalt mich undankbar, aber das Gefühl, dass mir etwas fehlte, ließ sich nicht vertreiben.

Mit vierzehn Jahren wurde Katharina magersüchtig. Diese Krankheit schlug wie der Blitz aus heiterem Himmel in unsere Familie ein. Wir standen völlig fassungslos vor einem Kind, das sich innerhalb kurzer Zeit völlig verändert hatte. Sie war ein lebhaftes, phantasiebegabtes Mädchen gewesen und verwandelte sich in ein depressives, unzugängliches, von vielen Ängsten geplagtes Wesen. Für mich brach eine Welt zusammen.

Wir waren uns sehr bald darüber im Klaren, dass Katharina Magersucht hatte, aber darüber, dass ich dagegen gar nichts tun konnte, war ich mir nicht im Klaren. Ich kämpfte zunächst mit ihr um jedes Stückchen Brot, versuchte, ihr die ewigen

Gymnastikübungen und Hindernisläufe auszureden. Ich verbrachte täglich mindestens zwei Stunden damit, mich mit Katharina über diese Krankheit und alle Begleiterscheinungen, später auch über unser Verhältnis zueinander zu unterhalten. Ich musste aber trotzdem zusehen, dass sie sich innerhalb von vier Monaten in einen Turn- und Sportroboter verwandelte, der für mich mit meiner Tochter kaum mehr etwas zu tun hatte. Sie, die früher gern und viel gelacht hatte, hatte jetzt ein todernstes, leeres Gesicht. Sie las nicht mehr – Lesen war, seitdem sie es konnte, ihr liebstes Hobby gewesen. Sie hatte mit ihren Geschwistern nur noch Krach. Das alles führte zu einer fürchterlichen Stimmung in unserer Familie.

Als mein Mann erkannte, dass Katharina magersüchtig war – er wusste ja sehr gut, was das bedeutete –, hat er eine Reaktion gezeigt, die mich furchtbar erschreckt hat. Er hat einen verzweifelten Eindruck gemacht und sich dann, statt in irgendeiner Weise zu handeln, wie ich es erwartet hatte, zurückgezogen. Ich fühlte mich plötzlich mit diesem Problem ganz allein gelassen. Als ich mit ihm darüber sprach, sagte er, dass das so seine Art sei, auf diese völlig ausweglose Situation zu reagieren. Ich machte ihn darauf aufmerksam, dass er nicht so handeln dürfe. Er hat sich das wohl alles überlegt und hat sich dann in den folgenden Wochen sehr viel Mühe mit Katharina gegeben. Als sie dann immer dünner und immer unzugänglicher wurde, stellten wir sie eines Tages vor die Alternative: Entweder du isst oder du gehst in ein Krankenhaus. Damit konnten wir zwar verhindern, dass sie noch weiter abnahm, aber sonst haben wir natürlich nichts erreicht.

In dieser Zeit hat Katharina mir oft von der Leere in ihrem Inneren erzählt und von ihren Zwängen, die sie nicht zur Ruhe kommen ließen. Ich wusste, dass das die fürchterlichen Konsequenzen meiner Erziehung waren, und genau aus dem Grund konnte ich Katharina nicht annehmen, wie sie war. Ich konnte nicht zusehen, wie sie ihr Leben zerstörte mit dem Hunger, mit den Aggressionen gegen sich selbst. Ich spürte die Zwänge, die ihren Tagesablauf bestimmten, und merkte so wenig von ihr selbst. Unsere Fähigkeit zur Kommunikation war sehr gestört. Katharinas Körperhaltung, ihr Gesichtsausdruck – ihre ganze Existenz erschien mir zu dieser Zeit wie ein Schatten meiner Tochter. Alles war ein unheimlicher Vorwurf für mich. Ich empfand Trauer, Mitleid und vor allem Hilflosigkeit, wenn sie immer wieder davon sprach, dass sie nicht leben könne und dass ihr Leben keinen Sinn habe, dass sie ihren Körper hasste. Wie sollte oder konnte ich das akzeptieren! Meine Reaktion auf Katharinas Verhalten war zunächst ganz sicher Mitleid und Hilflosigkeit. Oft wurde mir dieses Gefühl aber so unerträglich, dass es umschlug in Aggression. Ich reagierte mit Ironie oder Verachtung. Ich fand das scheußlich, aber es passierte immer wieder. Die Frage, die mich immer wieder bewegte, war: Wie nehme ich meine kranke Tochter an – ich muss sie nehmen, wie sie ist, krank und traurig. Aber ich konnte nicht hinnehmen, dass ich daran nichts zu ändern vermochte. Katharina spürte die Trauer, die ich über sie empfand, und das war schon wieder ein Grund für sie, sich selbst zu hassen und sich zu quälen.«

Ein Tag in der Krankheit

Zu Beginn der Therapie konzentrieren sich unsere Patientinnen in ihren Aufzeichnungen auf ihr gestörtes Verhalten, das heißt, sie erzählen ihre Symptomgeschichte beziehungsweise stellen Symptomlisten auf und beschreiben so genau wie möglich einen Tag in ihrer Krankheit. Um ihr gestörtes Verhalten ändern zu können, müssen sie sich erst einmal die Merkmale der Störung bewusst machen. Dabei geht es natürlich zunächst um die Anzeichen gestörten Essverhaltens, aber die Symptomatik der Ess-Störungen geht über den engen Bereich der Nahrungsaufnahme hinaus. Die Überforderung und Malträtierung des eigenen Körpers durch exzessive Bewegung, Vernachlässigung und Verletzung gehören zu dem erweiterten Kreis der Symptome.

Die folgenden Aufzeichnungen von Sabrina, Bianca und Michaela vermitteln einen Eindruck von dem alles beherrschenden Gefangensein in der Krankheit.

Sabrina:

»2.30 Uhr morgens, ich schrecke auf, schalte das Licht an, schaue auf die Uhr, sinke erleichtert in mein Kopfkissen zurück: ›Du hast noch vier Stunden.‹ Mein T-Shirt und mein Bett sind nassgeschwitzt. Ich bin am ganzen Körper angespannt. Immer wieder schrecke ich hoch und kontrolliere die Uhr. Ich will nicht, dass die Zeiger weiterlaufen, ich will nicht aufstehen müssen.

6.30 Uhr, der Wecker klingelt. Jetzt ist er da, der Moment, vor dem ich schon seit Stunden Angst habe. Angst davor, dass er kommt, aber auch Angst davor, ihn zu verpassen und somit meinen Tagesplan nicht erfüllen zu können. Draußen ist es noch halb dunkel und der Regen prasselt gegen mein Fenster. ›Ich will jetzt nicht aufstehen müssen, ich will jetzt nicht auf mein Fahrrad steigen müssen, um mein Tagespensum abzuleisten. Vielleicht kann ich es auf etwas später verschieben, dann regnet es vielleicht auch nicht mehr?! Nein, unmöglich, der Tag ist schon völlig verplant: von 9.00 bis 19.00 Uhr bin ich an der Uni, in den zwei Stunden Mittagspause steht schon die zweite Einheit Radfahren an und am Abend nach der Uni muss ich gleich in den Stall, reiten, zudem ist es dann eh schon dunkel draußen.

Also, stell dich nicht so an, das bringst du schon hinter dich, so wie an jedem anderen Tag auch, zudem macht es doch auch Spaß. Ich quäle mich aus dem Bett, der erste Gang am Tag führt mich auf die Waage. Ein Kilo weniger als gestern, also lieg ich voll im Plan. Für Hamburg ist ein Kilo am Tag Pflicht. Wenigstens ein Lichtblick an diesem Morgen. Ich ziehe mir irgendwelche alten Klamotten an, die warm halten. Ich will meine schönen Kleider auf dem Fahrrad nicht dreckig machen, ich brauche mich auf dem Fahrrad auch nicht wohl zu fühlen, ich fühle mich lieber schmuddelig. Ich ziehe mir meine Jacke und meine Mütze an, gehe in die Küche und genehmige mir noch ein paar Schlucke Cola light und einen Kaugummi. Die paar Kalorien sind ok, ich mache jetzt ja gleich Sport. Langsam steige ich die Stufen im Treppenhaus runter, nebenbei streife ich mir meine zwei Paar Handschuhe über. Ich blicke durch die Fenster, die auf jedem Stockwerk sind, ich kann mein Fahrrad schon im Hof stehen sehen. Dieses alte Fahrrad, das ich einerseits hasse, andererseits nicht ohne es sein kann. Nicht einmal die Schaltung funktioniert noch, sie ist irgendwann mal im höchsten Gang eingerastet und lässt sich seither nicht mehr verstellen. So unglücklich bin ich über diese Tatsache gar nicht, denn auf diese Weise kann ich gar nicht in die Versuchung kommen, es mir leichter zu machen. Ich steige auf mein Rad und fahre los. Der Regen ist recht stark und es bläst ein kalter Wind. Ich fahre eine kurze Strecke durch die Stadt, bis ich an die große Kreuzung komme. Natürlich steht die Ampel auf Rot. Ich fahre kleine Kringel, um nicht aus dem Bewegungsfluss zu kommen, jede Kalorie zählt. Endlich schaltet die Ampel auf Grün und ich fahre los in Richtung Alster, auf meinen Radweg, den ich täglich entlangfahre. Hin, zurück, hin, zurück. Jeden Tag fahre ich an demselben Obdachlosen vorbei, der unter der einen Brücke wohnt. Was er wohl von mir denkt, wenn ich dauernd an ihm vorbeiradle? Es ist mir peinlich, aber irgendwie ist es mir auch völlig egal, es hat ihn nicht zu kümmern, was ich mache. Der Radweg ist zu Ende, ein Viertel der Strecke habe ich schon geschafft, jetzt heißt es umkehren, alles zurückfahren und dann die ganze Strecke nochmal zurücklegen. Der Wind bläst mir stark entgegen, ich muss noch fester in die Pedale treten. Meine Beine beginnen wehzutun. Was, jetzt schon keine Kraft mehr?? Zudem ist mir kalt, der Regen hat meine Hose völlig durchweicht und mein Gesicht ist ganz nass. Ich will nicht mehr, warum holt mich keiner von diesem Foltergerät! Aber will ich das überhaupt? Ich überlege, was ich tun würde, wenn ich nicht radfahren dürfte oder mein Rad kaputtgehen würde. Das wäre furchtbar, unerträglich. Ich sollte also froh und dankbar sein, dass ich es habe und dass ich darauf fahren darf. Zudem macht Arbeit frei.

Tränen laufen mir die Wangen runter, ich fange an, laut zu schluchzen, aber das macht alles noch schlimmer, denn das Heulen bringt mich aus meinem Bewegungsrhythmus, und das Treten fällt mir noch schwerer. ›Reiß dich zusammen, du faules Stück, und hör auf mit der Flennerei, das bringt doch eh nichts!‹

Nach über 1 1/2 Stunden die Erlösung, ich komme völlig erschöpft vor meiner Wohnung an. Ich bin völlig leer. Von einer richtigen Erlösung kann aber nicht die Rede sein, denn ich habe ja erst die erste Einheit des Tages hinter mir und zwei weitere folgen noch. Ich schleppe mich die fünf Stockwerke zu meiner Wohnung hoch, ich muss mich beeilen, in einer halben Stunde beginnt die Vorlesung. Ich dusche schnell, packe meine wichtigsten Begleiter, Cola light und Kaugummi, in meine Tasche und radle dann die kurze Strecke in die Uni.

Ich freue mich, meine Freunde zu sehen, und vor allem freue ich mich darauf, mich bis zur Mittagspause nicht bewegen zu müssen. Ich betrete den Hörsaal und switche meine Stimmung von tieftraurig auf supergut. Der Vormittag geht jedoch viel zu schnell rum und die Pause rückt immer näher. Wieder breitet sich die Angst in meinem ganzen Körper aus, ich werde ganz nervös und kann an nichts anderes mehr denken als an mein Rad, das vor der Uni wartet, an den Radweg, den ich erneut entlangfahren werde. Es regnet immer noch. ›Gehen wir nach Mikro in die Mensa?‹ ›Nein, ich kann nicht. Hab noch Reste von gestern, die müssen weg. Also dann bis später!‹

Da steht es und wartet auf mich, mein Rad. Dasselbe Spiel wie am Morgen. Ich versuche nicht mehr, es schönzureden, ich weiß, dass ich es hasse, es zu tun, mich aber hassen würde, wenn ich es nicht tun würde.

Ich steige auf, radle los, meine Bewegungen sind monoton, funktionieren ganz automatisch. Das Einzige, das ich spüre, ist

Leere, es ist nichts in mir, dabei ist mein Kopf voller Gedanken, aber ich denke sie nicht, ich blende alles aus, will jetzt nichts denken müssen. Doch der Schmerz in den Muskeln und im Herz lässt sich nicht verdrängen, ich muss wieder heulen, vor Erschöpfung. Zum Glück bleibt die Uhr nicht stehen oder läuft langsamer und die 1 ½ Stunden gehen vorüber.

Zurück in der Uni lache ich wieder viel mit meinen Freunden. Aber bin ich wirklich fröhlich? Ich weiß es nicht, ich kann nicht mehr unterscheiden, ob meine gute Laune nur gespielt ist oder ob ich wirklich besser drauf bin.

Die Vorlesungen sind zu Ende, ich radle heim, zieh mir schnell meine Reitklamotten an und verlasse sofort wieder die Wohnung. Ich schau auf die Uhr, schon halb acht, ich muss noch einkaufen gehen, denn in meinem Kühlschrank steht mal wieder nichts außer drei Flaschen Cola light. Ich gehe in den großen Supermarkt um die Ecke. Ich suche mir einen großen Kopf Salat aus und schlendere dann durch die Regalreihen. Ich schaue mir alle möglichen Lebensmittel an, nehme etwas aus dem Regal, trage es eine Weile mit mir herum, lege es dann aber wieder weg. Die Leute sollen nicht denken, dass ich nur einen Salat kaufe, ich schäme mich. Ich stelle mich an der längsten Schlange an der Kasse an, es ist so interessant, was die Leute in der Schlange vor mir in ihren Einkaufswagen liegen haben. Ich könnte den ganzen Tag dastehen und anderen Leuten beim Einkaufen zusehen.

Im Stall ist es kalt und ich habe keine Lust mehr zu reiten, ich bin schon viel zu müde und zu schwach. Aber mein Pferd will bewegt werden und noch eine Stunde Sport am Abend schadet mir nicht. Es tut auch total gut, noch ein bisschen unter Leuten zu sein. Hier im Stall sind alle total nett zu mir. Ob sie sich Sorgen machen?

Die Stunde Reiten kommt mir wie eine Ewigkeit vor, ich habe keine Kraft mehr, das große Pferd richtig zu reiten, mit ihm zu arbeiten, so wie früher. Ich fühle mich eher wie ein Püppchen, das sich durch die Gegend tragen lässt. Ich bin den

Tränen nahe, nicht nur aus Erschöpfung, sondern auch aus Wut auf mich selbst. Ich bin enttäuscht, nicht mehr das leisten zu können, was ich früher konnte. Ich schäme mich dafür, wie ich auf dem Pferd sitze, und bin froh, dass ich endlich absteigen und die Halle verlassen kann. Und mich somit auch endlich den kritischen Blicken der anderen entziehen kann.

Ich fahre nach Hause, es ist jetzt 22.00 Uhr. Ich koche mir einen Tee, setze mich an den Küchentisch und erledige noch einige Dinge für die Uni. Das Telefon klingelt, es ist meine Mutter. ›Ja, Mama, es geht mir gut, klar hab ich schon zu Abend gegessen, Brötchen mit Kräuterquark und einen Salat dazu. Heute Mittag gab es Schnitzel und Pommes in der Mensa, echt lecker!‹ Ich habe keine Ahnung, ob sie mir meine Lügen wirklich abnimmt. Wahrscheinlich nicht, sie hofft wohl nur, dass wenigstens etwas davon stimmt. Ich schäme mich, sie anzulügen. Aber die Wahrheit kann ich ihr nicht sagen, denn dann müsste ich nach Hause kommen. Ich will ja heim, aber es geht nicht, nicht heute, ich muss noch bis Samstagnachmittag warten. Denn ich muss noch mehr abnehmen, damit ich nach Hause darf, zudem fährt man unter der Woche nicht nach Hause. Es ist mir vor meinen Freunden schon peinlich genug, jedes Wochenende heimzufahren. ›Tschüs Mama!‹ Mit Tränen in den Augen lege ich auf. Wie gern wäre ich jetzt daheim, da würde ich sogar richtig essen.

Der Zeiger auf meiner großen Küchenuhr rückt langsam weiter. Endlich steht er auf 0.15 Uhr, jetzt kann ich anfangen, meinen Salat zuzubereiten, aber vorher muss ich auf die Waage. Ein Kilo habe ich heute abgenommen. Mein Soll ist erfüllt. Dann gehe ich in mein Schlafzimmer, schalte den Fernseher an und ziehe mir meine bequemen Sachen an. Jeden Abend derselbe Ablauf, jeder Handgriff läuft in einer bestimmten Reihenfolge ab. Ich öffne den Kühlschrank, hole den Salatkopf und die halbe Zwiebel vom Vortag raus. Während ich das Wasser in das Becken fließen lasse, schneide ich die Zwiebel und gebe sie in die Schüssel, dann kommt erst der Süßstoff, dann das Salz, der Pfeffer und dann der Essig. Ich rupfe den Salat in winzige Teile und wasche ihn. Ich trage meinen fertigen Salat und eine Flasche Cola light ans Bett, gehe nochmal kurz aufs Klo und setze mich dann endlich in mein warmes Bett. Eigentlich bin ich jetzt ja viel zu müde um zu essen und Hunger hab ich auch keinen mehr, aber ich esse die Schüssel bis auf den letzten Salatfitzel leer, ich kann ihn ja nicht wegschmeißen, er ist viel zu wertvoll. Ich stelle meine Schüssel zur Seite, schalte den Fernseher aus und gleichzeitig den Kassettenrekorder an. Die Stimmen von der Kinderkassette sind angenehm und beruhigend. Ein letzter Blick auf die Uhr, es ist schon nach eins. In wenigen Stunden muss ich schon wieder aufstehen, und das Ganze geht von vorne los. Ich spüre schon wieder die Angst vor dem Aufstehen in mir. Wann ist endlich Wochenende, wann kann ich endlich heimfahren, wann werde ich endlich erlöst.

Bianca:

»6.45 Uhr klingelt der Wecker, ich bin sowieso schon wach. Ich will nichts fühlen und nicht an gestern denken, sondern mich auf den Tag konzentrieren. Ich ziehe meine Joggingsachen an, setze mich ins Auto und fahre das kurze Stück zum Englischen Garten. Ich will nicht gesehen werden, schäme mich, fühle mich fremd. Eigentlich will ich nicht joggen, aber ich weiß, ich werde nicht ruhig sein, wenn ich es nicht tue. Also los, Stoppuhr an, hoffentlich sieht mich keiner, der mich kennt, ich mache sicher einen idiotischen Eindruck. Das bin doch nicht ich, denke ich beim Joggen, das habe ich doch gar nicht nötig. Fühle mich, wenn ich so durch den Englischen Garten laufe, immer die gleiche Strecke entlang, an früher erinnert, an meine schlimme Krankheitsphase. Aber heute ist es ganz anders, beruhige ich mich, irgendwo im Hinterkopf weiß ich aber gut, dass das nicht stimmt. Vor einer Woche hätte ich noch morgens im Bett bleiben können, das geht schon nicht mehr.

Als ich zurückkomme in die Wohnung, lüfte ich durch, ich befürchte, den Geruch nach Erbrochenem schon nicht mehr wahrnehmen zu können, vielleicht selber schon ganz danach zu riechen. Dann baue ich Teller und Besteck auf dem Tisch auf und esse einen Apfel, langsam, wütend und hungrig. In meinem Kopf wird sich den ganzen Tag ein Streit abspielen, auf heftigste Weise, zwischen meiner Vernunft und der krankhaften Verlockung, meinen altbekannten krankhaften Verhaltensmustern wieder nachzugeben. Diesen Streit gibt es schon seit vier Jahren in mir, aber erst im letzten halben Jahr ist die vernünftige Stimme leiser geworden.

Ich habe kein Programm. Ich stehe mitten im Zimmer, das ich schon seit Monaten nicht mehr aufräume und putze, starre aus dem Fenster und merke, wie mich Panik überkommt, weil ich nicht weiß, wie ich die leeren Stunden des Tages füllen soll. Erst mal raus, nicht untätig rumstehen. Kurzes Glücksgefühl, weil meine Jeans so schön schlabbern. Trotzdem stehle ich mich an jeder Schaufensterscheibe vorbei, ohne hineinzublicken. Laufe zum Marienplatz, überlege krampfhaft, was ich erledigen könnte. Ich stelle mir vor, dass die Leute, die mir entgegenkommen, alle eingebunden und aufgehoben sind in ein Netz aus Beziehungen und Verpflichtungen, und beneide sie darum. Dann wieder die Beschwichtigung: Sobald die Uni anfängt, wird es wieder besser, da hast du was zu tun, da fällt dir auch das Essen wieder leichter. Zugleich: Mach dir nichts vor, die Leere bleibt doch, und ohne das beruhigende Hungergefühl hältst du es doch nicht aus. Immer wieder ein Blick auf die Uhr: So wenig Zeit ist erst vergangen ... Kurz überkommt mich die Müdigkeit, und ich spüre meine kalten Gliedmaßen, meinen dröhnenden Kopf, meinen geschwollenen Hals. Das beruhigt mich, da ist eindeutig ein Körper, der sich meldet, wenn auch nie mit der gleichen Intensität, mit der ich die Leere und die Haltlosigkeit empfinde.

Ich schäme mich dafür, nichts zu tun zu haben. Laufe durch die Gassen, als hätte ich ein bestimmtes Ziel. Keiner ruft an, egal, schieb diese Gedanken weg, ruf doch selber an, wenn du's brauchst.

Um Viertel nach eins treffe ich mich mit Annette, einer Freundin aus der Uni, und ihrem Freund in der Mensa. Ich freue mich, sie zu sehen. Wir reden und lachen über belanglose Dinge, ich frage viel. In der Mensa nehme ich mir mein gewohntes Schälchen Reis und zwei Schälchen Gemüse. Annette fragt mich, ob ich nicht etwas mehr essen sollte. Ich schlucke meine Jodtabletten, esse langsam, vermeide aber möglichst ungewöhnliche Verhaltensweisen beim Essen, um nicht so essgestört zu wirken. Ich lache viel und witzele. Als Annette mich fragt, was ich den Vormittag über gemacht habe, erfinde ich schnell irgendeine Beschäftigung. Nach dem Essen überfällt mich von neuem meine Orientierungslosigkeit. Ich überlege krampfhaft, wie ich die leeren Stunden bis 17 Uhr füllen kann. Dann werde ich arbeiten dürfen, in der Bibliothek, einem Ort, der mir noch ganz unwirklich erscheint, so gut ginge es mir, könnte ich ihn genießen. Meine Arbeit in der Bibliothek ist eine Stütze für mich, mit festen Terminen und der immer gleichen Gruppe, vertrauten Gesichtern und Unmengen von Büchern, die ich mir erlaube zu verschlingen, weil das hier jeder tut und keiner mich deswegen kritisiert. Zwischendurch Blicke auf die Uhr: Die Zeit vergeht unerbittlich gleichmäßig, langsam, zäh. In meinem Kopf ist es stumm geworden. Um 17 Uhr fange ich in der Bibliothek an zu arbeiten. Ich trinke schlückchenweise Cola light, denn – ich spüre es doch ganz deutlich, auch wenn ich es nicht zugeben will – ich bin müde und hungrig und leer und unruhig, und nur das Warten auf 17 Uhr und den Kontakt, den ich dann hoffentlich spüren werde, hält mich ein bisschen aufrecht. Annette scheint ganz weit weg zu sein. Dann ist es endlich so weit, 17 Uhr. Mit einer Mischung aus Erleichterung, Leeregefühl und Ärger, dass ich die lang erhoffte Situation nicht recht genießen kann, fahre ich zur Uni. Sobald ich den ersten Menschen begegne, die mich grüßen, geraten meine Gedanken in den Hintergrund, ich beginne zu spielen, zu lachen und mich der Atmosphäre anzugleichen, die ich gerade spüre. Annette ist schon an unserem Platz, was bekommt sie eigentlich mit von mir, in ihrer Gegenwart muss ich nicht spielen, aber wer bin ich denn dann? Wir reden miteinander, offen und ernst. Ich bin aber nur halb dabei, bin auf Sparflamme gegangen und drifte immer wieder ab in Gedanken über mein Essen, meinen groben Körper, tröste meinen Kopf, der vor Hunger friert, mit der Aussicht auf einen Essanfall. Ich spüre so wenig, mir ist alles gleich. Gleichwohl wird mir aus Annettes Kommentaren bewusst, dass ich Gefahr laufe, sie gar nicht mehr wahrzunehmen. Scheiße, das rüttelt mich wach. Um wie viel schneller vergeht die Zeit, in der ich arbeiten kann!

Um 21 Uhr machen Annette und ich unseren Rundgang, und sie fragt mich, ob ich noch mit zu ihr oder mit ins Kino komme. Ich sage ihr ab, lüge, dass ich müde sei. Gegen Abend ist meine Toleranzschwelle weit niedriger als tagsüber, ich will alles schneller entscheiden, abschalten, nach so einem abgestumpften Tag Lust empfinden dürfen. Natürlich nur heimlich. Wir verabschieden uns, und ab da höre ich auf zu denken, es läuft alles automatisch, wie in Trance: die U-Bahn nehmen, zum Bahnhof fahren, die Menschen um mich herum sind unendlich weit weg, nichts macht mir etwas aus, ich habe meinen Platz und meine Beschäftigung, nichts und niemand interessiert mich jetzt mehr. Das Handy klingelt, ich schalte es ab. Die gewohnten Wege von Bude zu Bude, ich beginne einzukaufen: Karotten und Pilze, die ich schon beim Herumlaufen anknabbere, damit mein Magenboden sozusagen ausgepolstert wird. Schokolade, Kuchen, Pralinen, Teilchen. So abwechslungsreich wie möglich und ganz wenig von jedem, ich spüre hin, auf was ich alles Lust habe. Ein Schnitzel (nie würde ich ein Schnitzel essen können!), einzelne Häppchen, das meiste süß und kalorienreich. Bald ist meine Tüte voll, viel zu viel, aber den Rest kann ich ja aufheben, das ist mir doch alles egal, die Leute am Bahnhof kennen mich schon, ich bin besonders freundlich, meine Hände zittern, ich schleiche mich an einem Café vorbei, in dem eine Bekannte arbeitet, mein Kopf dröhnt, ich bin wie umgeschaltet, alles geht leicht und schnell, und ich spüre nichts, ich habe mich ausgeklinkt aus meinem mühsamen, disziplinierten Leben, ich verstehe nicht, was ich tue, aber darüber kann ich auch morgen noch nachdenken, jetzt will ich erst mal fressen, kotzen, schlafen. Der nächtliche Bahnhof passt zu meiner Situation, ich bin nicht zu Hause, allein und von Fremden bedroht.

Dann muss alles noch schneller gehen. Taxi rufen, einsteigen, nach Hause fahren, dabei esse ich Karotten, meistens witzele ich mit dem Taxifahrer noch über gesunde Ernährung, was für eine absurde Situation ... ich gebe zu viel Geld aus, wie egal mir das ist.

Zu Hause mache ich mir Wasser heiß, packe das Essen aus, verdunkele die Fenster und beginne zu essen, mechanisch, einen Bissen von jedem, Geschmacksexplosionen hintereinander. Der gleiche Platz im Kotzloch, das so klein ist, dass ich mich kaum umdrehen kann, das mich abstößt, so dass ich schon seit Wochen nur das Nötigste putze und abspüle.

Ich esse und esse, tunke Gebäck und Schokolade in das heiße Wasser, trinke zwischen den Bissen kühles Leitungswasser, rotiere immer gehetzter zwischen den verschiedenen Lebensmitteln. Irgendwann ist der süße Vorrat aufgebraucht, ich bin aber noch nicht zum Brechen bereit. Denke, wenn ich schon einmal esse, dann auch ALLES, was ich mir den Tag über und viele Jahre lang verboten habe. Im Kühlschrank stehen Hüttenkäse, Marmelade, Honig und im Schrank noch ein paar Scheiben Vollkornbrot. Ich reiße mit zitternden Händen die Packung auf, schmiere die Brote noch vor dem Schrank stehend, schütte Zucker, Marmelade, Honig und den Käse zusammen und stopfe mich mit der süßen Pampe voll, bis ich merke, wie mein Magen heiß wird. Das ist für mich das erste Zeichen, dass ich aufhören muss, jetzt beginne ich, das verbotene Essen zu verdauen, und das gilt es um jeden Preis zu verhindern. Ich lasse alles stehen und liegen, renne ins Klo, ziehe mir mechanisch meine Kotzklamotten an, drehe das Wasser auf, hoffe vergebens, dass mich mein Nachbar, der sich schon mal beschwert hat, durch die dünne Wand nicht hören wird. Mein Telefon klingelt, ich ignoriere es. Dann konzentriere ich mich ganz aufs Brechen, werde panisch, wenn ich merke, wie mühsam es ist und wie ungern mein Körper die Nahrung hergibt. Ich breche und breche und breche, immer erschöpfter, bis ich mich leer und ausgelaugt fühle. Dann verschwindet jedes Gefühl unter einer bleiernen Müdigkeit. Ich räume die Spuren meines Anfalls weg, die Reste vom Essen, und putze Schreibtisch, Spüle, Bad. Alles scheint erträglich zu sein, ich habe keine Ansprüche mehr, keine Trauer, keine Wut und keinen Hunger, ich bin zufrieden damit, ins Bett zu fallen und in der nächsten Sekunde zu schlafen.«

Michaela:

»Nach einem erfolgreichen Arbeitstag stelle ich abends in der Wohnung meine Einkäufe erst mal in den Gang, ziehe die Jacke aus und werfe wie immer einen kurzen Blick auf den Anrufbeantworter – eigentlich sinnlos, aber ich mache es doch. Bevor ich loslege, müssen erst mal die Büroklamotten in Sicherheit gebracht werden. Ich zwinge mich dazu, mir die Zeit zu nehmen, Hose und Jacke aufzuhängen. Dann rein in meine Schlabberkluft. Ich nehme den Schlabberpulli und die Schlafanzughose aus der Dreckwäsche. Für heute geht das schon noch.

In der Küche trenne ich die Spreu vom Weizen, d. h. die Sachen, die nicht gefressen werden – das Obst und die Joghurts – räume ich ordentlich ein. So wie es für mich auch sonst normal ist. Die anderen Sachen stelle ich auf die Arbeitsfläche; damit die Nudeln möglichst schnell fertig sind, unterbreche ich das Auspacken und stelle den Wassertopf auf den Herd. Brot und Butter, Käse, Marmelade für sofort – Süßigkeiten für später, die Joghurts für zwischendurch und die Soße für die Nudeln. Bis das Wasser kocht, esse ich Brot. Eigentlich nerven mich die

Aufbacksemmeln schon, denn ich habe keine Zeit zu warten. Dann esse ich die Joghurts halt jetzt, das geht immer, und danach kann ich dann auch gleich schon wieder erbrechen. Ich setze mich kurz ins Wohnzimmer auf den Boden zwischen meinem Sofa und dem Tisch und schaue fern.

Inzwischen kocht das Nudelwasser. Ich gebe die ganze 500g-Packung Nudeln dazu und zwischendurch gehe ich direkt mal aufs Klo. Da ich oft so viel esse, dass ich mit dem Erbrechen gar nicht hinterherkomme, habe ich immer Angst, dass ich zunehme und am Ende des Fressanfalls nicht mehr alles rausbekomme. Ich habe mir deshalb vorgenommen, beim Zwischendurch-Kotzen immer mindestens 10 Mal zu kotzen. So kann ich mir sicher sein, dass auch wirklich ausreichend wieder rauskommt und ich nicht nur oben draufstopfe. Ich muss mich nicht anstrengen, um mich zu übergeben. Ein paar Schlucke Wasser genügen, und ich kann mich übergeben. Trotzdem habe ich immer Angst, dass ich irgendwann nicht mehr kotzen kann und ich einfach nichts mehr rausbringe. Seit das mal so war und ich dann auch stark zugenommen habe, ist diese Angst immer da.

Nach dem Erbrechen gehe ich in die Küche und nehme mir einen Teller Nudeln und gebe Hackfleischsoße drauf. Damit es noch leckerer schmeckt, gebe ich auch Sahne dazu. Das würde ich mir sonst nicht erlauben. Eigentlich fehlt nur noch mein geliebter Salat, den mache ich mir aber eigentlich nicht für den Fressanfall, Salat dauert zu lange und lohnt sich nicht zu erbrechen. Mit meinem Teller gehe ich ins Wohnzimmer, die Limoflasche steht bereits neben meinem Sitzplatz. Denn ich darf nicht vergessen zu trinken – wegen dem Erbrechen. Der Teller ist leer – esse ich jetzt noch mal Nudeln oder zur Abwechslung mal was anderes? Die Semmeln sind jetzt doch sicher auch fertig. Dann esse ich doch zwischendurch erst mal Semmeln mit Marmelade. Das ist dann auch ganz gut, denn bei Nudeln habe ich Angst, dass ich sie, wenn ich nur Nudeln esse, dann nicht rausbekomme. Deshalb ist so was Breiiges wie Brot ganz gut.

Eigentlich achte ich immer darauf, dass ich zuerst Brot esse, das ist nicht so hochkalorisch, wenn was drinbleibt, und es lässt sich noch lange gut erbrechen. Nach zwei bis drei Semmeln mit viel Butter und Marmelade und ein oder zwei kleinen Schokoriegeln wird es mir schlecht und ich gehe aufs Klo. Und ich versuche, mich an meine 10-mal-kotzen-Regel zu halten.

Zwischendurch klingelt das Telefon. Oh, nein. Nicht jetzt. Das kann nicht sein. Ich kann nicht mit Mike reden, wenn ich mitten im Erbrechen bin. Ich muss das jetzt fertig machen und außerdem möchte ich nicht so lügen. Wenn er das wüsste, dass ich gerade erbreche, dann wäre er sicher supersauer und wütend. Das würde er nicht akzeptieren und er würde sicher sagen, dass ich mich zusammenreißen und etwas ändern soll. Das kann und will ich doch zur Zeit gar nicht. Ich rufe ihn nachher gleich zurück, wenn ich mich ein bisschen gefasst habe und leer bin. Ich habe irgendwie Angst, dass ich nach einem guten Telefonat nicht mehr kotzen könnte oder würde, und dann hätte ich das ganze Zeug in mir und würde zunehmen.

Die Zeit vergeht wie im Flug – im Prinzip erkenne ich nur durch die wechselnden Fernsehsendungen, wie die Zeit vergeht. Und wenn ich in die Küche gehe, sehe ich meinen Radiowecker mit der Uhrzeit. Ich bin ganz froh, dass es erst halb zehn ist. Das ist noch nicht so spät und ich habe noch die Aussicht, dass ich in einer Stunde fertig bin und mal vor zwölf schlafe. Ich nehme mir vor, nur bis zehn zu essen und dann aufzuhören.

Jetzt nehme ich aber noch die restlichen Nudeln mit und ein paar Semmeln, Käse und noch mehr von den Schokoriegeln. Das Licht in der Küche mache ich erst gar nicht an, ich weiß, wo die Sachen sind, und auch im Wohnzimmer habe ich nur die gemütliche schöne Fernsehlampe an. Ich lade das Ganze auf das Tablett und gehe wieder ins Wohnzimmer. Die Butter, Marmelade und Nutella sind noch im Wohnzimmer. Die leeren Packungen werfe ich entweder direkt in der Küche schon in den Müll oder ich habe eine Mülltüte neben mir. Ich möchte nicht, dass meine Wohnung verkommt und ich es nicht mehr im Griff habe.

Im Wohnzimmer sitze ich wieder an meinem Platz zwischen dem Sofa und dem Tisch und esse weiter. Richtig schön ist es, wenn dann im Fernsehen irgendwelche Doku-Soaps laufen, so was wie Frauentausch. Ich trinke viel und gehe, sobald mein Bauch voll ist, wieder zur Toilette und übergebe mich. Nur manchmal vergesse ich es oder will nicht direkt erbrechen und esse dann so viel, dass mein Bauch ganz voll ist. In solchen Momenten ist die Angst ganz schlimm, dass mein Körper oder die Bulimie mich bestrafen möchten und ich nicht mehr kotzen kann. In solchen Momenten gerate ich fast in Panik und stecke mir die ganze Hand in den Mund, um zu erbrechen. Gott sei Dank klappt das zur Zeit ganz gut, ich habe aber immer noch die Erinnerung an die Zeit, in der es nicht klappte und ich so zugenommen habe. Das war wie verdammt sein. Vollkommen hilflos. Beim Erbrechen habe ich mittlerweile mehr Gedanken an den Tod – ich möchte ja nicht mehr sterben und ich habe schon Angst, dass ich vielleicht beim Erbrechen einen Gehirnschlag bekommen könnte –, ich weiß nicht, warum ich trotz der Angst und dem Lebenswunsch kotze? Früher war es ja klar, dass ich sterben wollte. Jetzt habe und wünsche ich mir doch eine Zukunft? Ich habe meine 10 Mal erbrochen und gehe wieder in die Küche.

Es ist schon zwanzig nach zehn. Mein Vorsatz, um zehn aufzuhören, ist schon überschritten, elf ist aber auch noch ok, denke ich. Alles vor zwölf ist ok, da bin ich nicht zu schlapp, um zu kotzen. Was esse ich jetzt aber noch? Die Nudeln sind alle. Semmeln sind auch nur noch ein paar da. Ich kann noch nicht wieder aufhören, ich habe noch keine Kraft, mich ganz leer zu kotzen und auf die Waage zu stellen. Das ist so eine Quälerei, was könnte ich denn noch essen? Was kochen möchte ich nicht mehr, das dauert zu lange – es soll schnell gehen und gut zu erbrechen sein. Was habe ich denn noch? Ich schaue meine Schränke an. Meine Vorratsschränke sind voll – voll mit normalem Essen. Lebensmittel, die nicht für den Fressanfall sind, sondern für mein normales Leben. Die sind für Gäste oder falls Mike mal am Wochenende kommt. Ich würde diese leckeren Nudeln nie im Fressanfall essen, da wären sie viel zu schade. Im Kühlschrank habe ich auch bestimmte Sachen, die ich nicht anrühren würde, weil die zum Kotzen zu schade sind, das ist zum Beispiel der leckere Käse aus Italien, der ist viel zu schade, um in einem Witsch gegessen zu werden und dann gleich ein paar Minuten später wieder erbrochen zu werden. Ich brauche jetzt aber schnell was zu essen, damit mein Körper nicht einfach das Essen bei sich behält. Ich bin ja noch nicht fertig. Ich nehme einen der leichten Joghurts, die eigentlich für den nächsten Tag waren, und esse diesen. Dann nehme ich die Eier aus dem Kühlschrank und mache mir ein paar Pfannkuchen, das geht schnell und man braucht nicht viele Zutaten. Mit ein paar meiner Gäste-Kaffesahne-Portionen und Mehl oder irgendeiner Backmischung, die ich dahabe, rühre ich einen Teig zusammen und brate mir schnell einen Pfannkuchen. Die Pfannkuchen mache ich mit viel Fett und esse sie mit Zucker und Marmelade. Ich esse die Pfannkuchen im Wohnzimmer vor dem Fernseher an meinem Platz. Während ich einen Pfannkuchen esse, backt in der Küche schon der nächste. Ich hole mir diesen und gehe wieder ins Wohnzimmer, um zu essen, und dann wieder in die Küche, um den nächsten zu holen. Ich muss jetzt aber aufpassen, dass ich genug trinke, sonst kann das alles in die Hose gehen und ich kann nicht mehr erbrechen. Die Ruhe und Gelassenheit, die ich so zwischen 20.00 und 21.30 Uhr hatte, sind jetzt weg. Ich habe keine Getränke mehr, Wasser aus der Leitung mag ich nicht. Also mache ich mir den ekligen Cappuccino, den würde ich sonst nie trinken, aber mit Süßstoff wird er so süß, dass mir gut schlecht wird und ich mich gut übergeben kann. Zum warmen Cappuccino kann ich jetzt auch die Tafelschokolade essen, die Tafelschokolade esse ich am liebsten zum Schluss, weil sie sonst nicht mehr rauskommt. Und wenn ich sie in den Cappuccino tunke, ist das ganz o.k.

Ich werde langsam müde und mag schon gar nicht mehr kotzen. Am liebsten würde ich einfach aufhören und schlafen, das geht aber nicht, dann nehme ich wieder zu und dann geht es mir noch schlechter. Mittlerweile ist es schon kurz vor zwölf. Jetzt muss ich mich aber aufraffen, sonst schaffe ich es nicht mehr. Ich reiße mich zusammen und bereite mich auf das letzte Erbrechen vor. Ich nehme mir vor, 50 Mal zu erbrechen, bei dieser Anzahl sollte alles draußen sein. Ich zähle mit. Normalerweise muss ich nicht den Finger bzw. die Hand benutzen, mir reicht das Wasser und ich kann mich übergeben. Nach 20 Mal bin ich schon sehr schlapp und will eigentlich nicht mehr – ich weiß aber nicht, ob es schon o.k. ist. Also gehe ich ins Badezimmer und stelle mich auf die Waage, um zu schauen, ob ich denn schon aufhören könnte. Wenn mein Gewicht ungefähr dem entspricht, was ich will, oder auch ein Kilo mehr, dann kann es sein, dass ich schon aufhöre und den Rest durch die Dulcolax erledigen lasse. Wenn ich aber noch Kraft habe und zu viel wiege, geht es weiter, dann noch mal 20 Mal. Oder 30 Mal. Wenn ich dann immer noch zu viel wiege – aber einfach keine Kraft mehr habe, dann nehme ich einfach mehr Dulcolax – so dass es das besser ausgleicht und ich mir ganz sicher sein kann, dass ich das Essen wieder losbekomme.

Wenn das Gewicht passt, bin ich echt froh und nehme dann nur drei oder vier Dulcolax. Endlich darf ich schlafen. Ich schlafe, wenn ich allein bin, nicht mehr in meinem Schlafzimmer, die Ruhe ist mir unheimlich. Also hole ich mein Bettzeug und bringe es aufs Sofa. Im Fernsehen läuft jetzt Beckmann. Ich lösche das Licht und fühle mich ganz geborgen. Denn ich werde den Fernseher noch laufen lassen, und seit ich die Zeitschaltuhr entdeckt habe, weiß ich, dass ich wenigstens nachts dann einige Stunden ohne jegliche Geräusche schlafen kann und ich richtige Ruhe bekomme – ohne dass ich es ›erleben und aushalten‹ muss.«

Nicht jede Magersüchtige nimmt täglich ein Kilo ab und nicht jede bulimische Patientin erbricht mehr als 50 Mal am Tag. Wir haben die Beispiele ausgewählt, um aufzuzeigen, wie extrem die Ess-Störung das Leben der Erkrankten beherrschen kann. Viele Betroffene leben mit ihrer Krankheit ein perfektes Doppelleben, einschließlich hervorragender Leistungen in Studium beziehungsweise Beruf. Nicht wenige schaffen es, die kranke Seite ihres Lebens zumindest teilweise auch vor ihren nächsten Angehörigen zu verbergen, manche auch vor sich selbst, und das über Jahre. Es ist die Zwanghaftigkeit des »Tun-Müssens«, die in den Berichten deutlich wird und den Umgang mit Essgestörten selbst in bedrohlichen Situationen so erschwert.

»Ursachen« der Ess-Störungen

Neben einer genetischen Disposition gibt es keine genau definierbare Ursache der Ess-Störungen, wohl aber gewisse Faktoren und Bedingungen, die eine Entstehung von Magersucht, Bulimie und Binge-Eating-Störung begünstigen. Zu diesen gehören neben individuellen, persönlichen Faktoren der Patientinnen auch die Einflüsse der Familie, zum Beispiel das im Folgenden dargestellte Essverhalten von Herkunftsfamilien.

Familiäre Essgewohnheiten

Um die Bedeutung des Essverhaltens der Herkunftsfamilien als möglichen Risikofaktor für die Entwicklung einer Ess-Störung abschätzen zu können, haben wir unsere Patientinnen befragt. Essgestörte, vor allem Magersüchtige, gelten als besonders kritische Beobachter ihrer Umgebung, was Essverhalten und Figur betrifft. Einzelne Schilderungen von Betroffenen geben ein anschauliches Bild davon, wie sehr sich elterliche oder großelterliche Verhaltensweisen auf die Entwicklung der eigenen Krankheit ausgewirkt haben. Dazu einige Beispiele:

»Ich glaube, worauf meine Eltern am allermeisten stolz sind, ist ihre Figur. Sie tun sehr viel dafür. Eine Diät nach der anderen, Fitness-Studio, täglich joggen, Ski laufen und Tennis spielen. Nach Einladungen unterhalten sie sich am nächsten Morgen nur über die Figur ihrer Gäste und sind stolz darauf, dass sie angeblich immer noch die beste Figur haben.«

»In meiner Familie wurde schon immer gern und viel gegessen. Der Kühlschrank war immer zum Bersten voll. Meine Eltern sind seit meiner Kindheit übergewichtig. Meine Mutter macht eine Diät nach der anderen, aber ohne Erfolg. Ich habe meine erste Diät mit ihr gemacht, als ich neun Jahre alt war.«

»Meine Großmutter ist Alkoholikerin und hat dazu ein absolut gestörtes Essverhalten. Mein Großvater hat sie geheiratet, als sie magersüchtig war. Nach der Heirat hat sie sofort zugenommen und nie wieder abgenommen, obwohl sie auf Dauerdiät ist. Bei Tisch isst sie kaum, aber danach in der Küche schlingt sie alle Reste in sich hinein. So hat sie meinem Großvater seinen Herzenswunsch nie erfüllt, wieder so dünn zu werden wie vor der Hochzeit. Mein Großvater selbst war immer untergewichtig. Er hat größten Wert auf seine Figur und seine Fitness gelegt.«

»Mein Großvater väterlicherseits hat immer extrem wenig gegessen, er war mit seinem Gewicht sicher am Rand der Magersucht. Ich kann mich gut daran erinnern, dass er jeden Tag zwei Stunden lang auf seinem Hometrainer vor dem Fernseher geradelt ist. Mein Vater ist mindestens ebenso dünn wie mein Großvater und ist stolz auf seine Figur. Er trainiert täglich, wiegt sich mehrmals, macht ironische Bemerkungen, wenn meine Mutter ihre 150ste Diät macht und dennoch nicht abnimmt.«

»Mein Vater hat uns früh vermittelt, dass er dicke Frauen widerlich findet. Ich habe ihm immer gefallen wollen, und darum war es für mich selbstverständlich, dass ich ja kein Gramm Fett ansetze. Irgendwann wollte ich meinen Vater übertrumpfen und noch radikaler abnehmen als er, was mir mit meiner Magersucht auch gelungen ist.«

»Eine dicke Frau und eine dicke Tochter passen nicht in das Bild, das sich mein Vater von einer perfekten Familie machte. Die Liste der Dinge, die er sich einfallen ließ, damit wir abnehmen sollten, würde Seiten füllen. Er hat meiner Mutter so die Hölle heiß gemacht meinetwegen, dass sie mir schließlich auch die Abführmittel und Appetitzügler gab, die sie selbst einnahm.«

»Mein Vater erbricht häufig nach den Mahlzeiten. Lange habe ich geglaubt, dass er durch die Hungerzeiten im Krieg chronische Magenprobleme hat. Inzwischen weiß ich, dass er schlicht und einfach genauso bulimisch ist wie ich.«

»Meine Mutter gibt ohne weiteres zu, dass sie zehn Jahre ihres Lebens bulimisch war mit allem Drum und Dran. Sie hat erbrochen, Abführmittel, Appetitzügler und harntreibende Medikamente in Massen eingenommen. Sie hatte bis zu vier Fressanfälle am Tag und permanente Gewichtsschwankungen um mindestens 5 kg.«

»Das Wichtigste für meine Mutter im Leben ist ihre Figur, auf die sie extrem stolz ist. Ich habe überhaupt keinen Zweifel, dass sie und ihre Schwester magersüchtig sind und dass meine Großmutter es auch war. Im hohen Alter ist sie dann eher dick geworden, und kurz vor ihrem Tod wieder extrem dünn.«

»Meine Großmutter war immer magersüchtig, ohne dass sie das natürlich zugegeben hätte. Als sie dann nicht mehr allein kochen konnte und ›Essen auf Rädern‹ bekam, wurde sie plötzlich sehr dick. Sie aß alles auf und bestellte sich immer größere Portionen. Gleichzeitig stapelten sich bei ihr die Abführmittel. Ob sie auch versucht hat, zu erbrechen, weiß ich nicht; daran, dass sie unter ihrer Gewichtszunahme sehr gelitten hat, besteht gar kein Zweifel.«

Die folgende Beschreibung einer Patientin über ihre Familie veranschaulicht, wie nicht nur ein abnormes Essverhalten, sondern auch sonstige anorektische Verhaltensweisen die Entwicklung einer Ess-Störung bei der Enkelin begünstigt haben:

»Wenn ich an die Ursachen meiner Magersucht denke, fällt mir sofort meine Großmutter ein. Ich bin der festen Überzeugung, dass sie auch magersüchtig war. Ihre Leistungsansprüche, ihre Verhaltensweisen und vor allem ihr Dünnsein scheinen mir sehr typisch zu sein. Sie aß und isst extrem wenig. ›Von Essen wird man dumm‹, ist einer ihrer Leitsätze. Vor einigen Jahren, als sie für mehrere Monate bei uns lebte, ernährte sie sich fast nur von Obst und Gemüse. Daneben treibt sie auch in ihrem hohen Alter noch überdurchschnittlich viel Sport, schwimmt täglich ihre zwanzig Bahnen und geht zur Gymnastik. Sie geht nicht spazieren, sondern rennt eher. Auch ihr Bildungszwang ist immer noch sehr stark. Sie lernt Russisch, spielt Orgel und singt im Chor. Natürlich Sopran, denn alle anderen Stimmen sind minderwertig. Ich habe den Eindruck, sie hasst sich und ihren Körper. Sie wirkt nach außen von sich überzeugt, sogar arrogant, aber sie akzeptiert sich nicht wirklich. Das wird auch in ihrem Geiz deutlich, den sie sich und anderen gegenüber hat. Gerade, was ihren Körper betrifft, leistet sie sich nicht einmal ein Haarshampoo, dafür dienen Seife und Waschpulver. Die Kinder meiner Großmutter, sie hat drei Söhne und eine Tochter, haben den hohen Leistungsanspruch bis heute verinnerlicht. Sie leben nach den Prinzipien ihrer Mutter, von deren Meinung sie noch heute extrem abhängig sind. Mein Vater arbeitet sechzehn Stunden am Tag und nimmt sich kaum Zeit zum Schlafen. Er isst nur eine Mahlzeit am Tag, nämlich am Abend, wenn er nach Hause kommt. Das macht ihn zwangsläufig kaputt. Daneben hat er keinerlei Hobbys und natürlich keine Zeit für Familie und Freunde. Ähnlich ist es mit meinem Onkel. Er hat es auf der Karriereleiter noch weiter gebracht als mein Vater. Er und mein Vater telefonieren oft erst ab 23 Uhr und versuchen sich dann tatsächlich zu übertrumpfen, wer wie lange arbeitet, mit wie wenig Schlaf auskommt und wie wenig der Einzelne isst. Am direktesten habe ich den permanenten Leistungsdruck natürlich in unserer Familie gespürt. Ich weiß, dass meine Mutter am Anfang ihrer Ehe sehr unter der starken Bindung meines Vaters an seine Mutter gelitten hat. Sie meinte, ihm nur genügen zu können, wenn sie sich seinen Leistungsansprüchen anpassen würde. Das wurde verstärkt, als sie ihren Beruf aufgab und die Erziehung von uns Kindern ihr einziger Lebensinhalt wurde. Ich war ihr bestes Produkt. Sie war unheimlich stolz auf meine Vorzeigeleistung. Es gelang ihr sogar, dass ich in der Volksschule eine Klasse überspringen durfte. Meine Großmutter sah auch immer nach dem Rechten bei uns, indem sie regelmäßig bei uns anrief, nach unseren Noten fragte und meine Mutter sehr kritisierte, wenn irgendetwas nicht so lief, wie meine Großmutter sich das vorstellte. Meine Mutter hat eine Zeit lang auch extrem wenig gegessen, war zumindest am Rande der Magersucht. Sie versuchte über einen gewissen Zeitraum, nach den Prinzipien meiner Großmutter zu leben. Zum Glück hat sie das irgendwann in den Griff bekommen, obwohl sie bis heute unter diesen ganzen Formen des Leistungsdrucks leidet, der von Generation zu Generation weitergegeben wurde. Zum Ausbruch gekommen ist das alles erst richtig mit meiner Krankheit. Ich denke, dass meine Krankheit wenigstens in unserer Familie ein In-Frage-Stellen des Ganzen bewirkt hat, und ich hoffe sehr, wenigstens bei uns die Weitergabe der Krankheit und des Drucks durchbrochen zu haben durch meine Magersucht.«

Wie Persönlichkeitsmerkmale von Kindern, die später an einer Ess-Störung erkranken, und Verhaltensweisen, Erziehungspraktiken und innere Einstellungen von Eltern zusammenwirken und sich auf verhängnisvolle Weise verstärken können, zeigen die folgenden Selbstcharakteristiken von Patientinnen. Häufig wagten sie in ihrer Kindheit und Jugend nicht, Bedürfnisse, Wünsche und Gefühle zu äußern, aus Angst vor Vorwürfen, Liebesentzug, falsch verstandener Loyalität und Harmoniesucht. Die unterdrückten Emotionen werden den Betroffenen zum Teil erst in der Therapie richtig bewusst. Die Mitteilungen von Töchtern an ihre Väter und Mütter zeugen davon.

Annette:

»So lange ich denken kann, musste ich perfekt sein, und ich vergaß mich darüber total. Ich wollte immer, dass mein Vater stolz auf seine Tochter ist, aber er gab mir nie das Gefühl, dass ich es jemals geschafft hätte. Ich war in der Schule die Beste, beim Leistungssport habe ich alles gegeben, manchmal bis zur Erschöpfung, und dann war ich im Haushalt auch noch dafür zuständig, dass dieser perfekt war. Meine Schwester kümmerte sich um nichts. Aber ich musste mich auch noch um sie kümmern. Oft habe ich mir gewünscht, dass ich wie ein normales Kind im Sandkasten spielen könnte. Aber ich durfte dafür putzen, Geschirr spülen, kochen, backen und einkaufen. Manchmal verspüre ich heute eine wahnsinnige Wut auf meine Schwester, weil ich mir die Frage stelle, weshalb sie mich nicht beschützt hat, warum musste ich sie beschützen, ich war doch auch nur ein Jahr älter als sie. Eigentlich müsste ich meinen Vater hassen, aber ich tue es nicht, ich gebe mir die Schuld für alles, was er mit mir gemacht hat. Ich habe so wahnsinnige Angst, dass ich aus diesem Teufelskreis von Gefühlen und Gedanken nicht mehr herauskomme.

Wenn mein Vater früher sehr wütend auf mich war, bin ich auf den Dachboden gelaufen und habe mich in einer dunklen Ecke versteckt und immer gehofft und gebetet, dass er mich nicht finden möge. Aber er hat mich immer wieder gefunden. Oft sagte er zu mir, ich werde dich grün und blau schlagen. Manchmal hat er es auch geschafft, und ich musste bei Fragen von Freunden lügen. Er hat mich so oft verletzt, an meinem Körper und an meiner Seele. Er hat mich manchmal wie ein Tier verprügelt. Am liebsten trat er mich mit den Füßen, bis ich eingenässt habe. Oft schlug er mir auf den Kopf oder in den Bauch. Ich will, dass die Bilder endlich verschwinden, ich will sie aus meinem Kopf weghaben. Ich wollte mich für meine Eltern umbringen, damit sie ihr Leben genießen können, weil ich sowieso nur Kummer gemacht habe. Heute habe ich auch noch die Gedanken, einmal stärker, einmal weniger. Meistens, wenn es wieder um die Schuldfrage geht. Ich nehme die Schuld schon freiwillig auf mich, aber selbst dann können meine Eltern noch nicht aufhören, mich unter Druck zu setzen. Meiner Mutter habe ich als Kind oft den Tod gewünscht, weil sie mir ständig zeigen musste, wie wertlos und unwichtig ich für sie bin. Sie verletzte mich so oft durch ihre Worte, durch ihr Verhalten, bis ich schrie, sie solle aufhören. Manchmal sperrte sie mich dann in die Abstellkammer, damit ich ruhig war. Wenn ich dann weinen wollte, drohte sie mir, dass sie meinen Vater holt, und weil ich so viel Angst vor ihm hatte, habe ich nicht mehr geweint. Wenn mein Vater mich geschlagen hatte, sagte er später, wenn alles o.k. war, dass ich sein Wunschkind sei. Wie oft habe ich meine Mutter gefragt, wieso ich auf der Welt bin, wieso sie mich nicht abgetrieben hat. – Das ist noch heute eine für mich immer wiederkehrende Frage, und noch heute wünsche ich mir das oft.

Mir ist meine ganze Kindheit genommen worden, eigentlich fast zwanzig Jahre meines Lebens, und ich bin nicht wütend, verspüre keinen Hass. Ich bin einfach nur traurig. Ich werde nie das haben, was andere Kinder oder Jugendliche hatten. Ich kämpfe seit zwanzig Jahren um die Liebe meiner Eltern, die ich nie hatte. Ich weiß vom Verstand her, dass es sehr unrealistisch ist, das jetzt noch zu bekommen. Aber meine Hoffnung ist so stark, dass mir meine Kraft für den Kampf nicht ausgeht. Als Kind habe ich meine Oma gefragt, ob ich mir nicht neue Eltern im Geschäft kaufen könne. Aber heute denke ich, das sind meine Eltern, und ich kann ihnen das verzeihen, weil ich oft sehr schwierig war. Andererseits würde ich ihnen oft gern den Schmerz zufügen, den sie mir zugefügt haben. Aber ich kann es nicht, weil es meine Eltern sind. Manchmal habe ich meinem Meerschweinchen erzählt, dass ich nicht will, dass meine Mutter immer zu mir kommt mit ihren Problemen. Warum kann ich nicht normal mit ihnen reden, warum ist immer nur

Streit. Ich wohne, seit ich fünfzehn Jahre alt bin, nicht mehr zu Hause. Aber wir verstehen uns immer noch nicht. Warum müssen wir uns so fertig machen. Ich habe so viele Fragen, auf die es keine Antwort gibt. Und immer wieder die Frage, warum musste ich immer schuld an allem sein.

Zurzeit beschäftigt mich auch sehr die Beziehung zu meinem Ex-Freund. Sie liegt jetzt schon etwas zurück, aber die Gefühle sind so nah. Ich verspüre nur Hass, wenn ich an ihn denke und was ich neun Monate mit mir habe machen lassen – oder zum Teil provoziert habe. Ich habe diesen Kerl nicht geliebt. Ich habe ihn von Anfang an gehasst, habe mich vor ihm geekelt, weil er so dreckig und pervers war. Aber es hat mich alles nicht zurückgehalten. Ich bin jedesmal auf seine Wünsche eingegangen. Er lebte sämtliche Gelüste auf sexueller Ebene an mir aus. Ich wollte den Ekel wegwaschen, aber er ist stärker. Es war wirklich jeden Tag, jeden Tag diese Berührung, jeden Tag diese Beschmutzung, jeden Tag hatte ich Wut und Hass auf mich, weil ich mich nicht gewehrt habe. Aber warum konnte ich mich nicht wehren, wieso habe ich das alles mit mir machen lassen? Ich hatte immer Angst vor ihm, aber ich hatte auch Angst, ohne ihn zu sein. Aber heute weiß ich, dass es einfach nur die Angst war, verlassen zu werden oder allein zu sein. Während dieser Zeit habe ich einen sehr starken Selbsthass gespürt und mich oft selbst verletzt. Ich hatte so oft Schmerzen in seiner Nähe und bei seinen Berührungen, bis ich irgendwann nichts mehr spürte. Ich würde am liebsten die Geschichte ganz vergessen, einfach aus meinem Leben streichen, aber es funktioniert nicht.«

Ulli:

»Meine Rolle in der Familie, einer Dreierkonstellation: Einzelkind. Meine Eltern waren beide sehr jung, als ich geboren wurde, und noch sehr stark mit sich selbst, ihrer Ausbildung und Karriere beschäftigt. Ich habe immer versucht, nicht aufzufallen, mich zurückzuziehen und mich mit mir selbst zu befassen. Ich war sehr harmoniebedürftig und bin deshalb Konflikten immer aus dem Weg gegangen (habe Dinge, die mich traurig oder wütend gemacht haben, geschluckt, in mich reingefressen). Meine Mutter hat immer ihre Probleme und Sorgen bei mir abgeladen. Ich hatte jedoch niemanden, dem ich sie weitererzählen konnte. Das hat mich Gleichaltrigen sehr entfremdet. Ich habe immer nach der Liebe und Anerkennung meiner Eltern gestrebt (über Leistung). Ich habe immer versucht zu funktionieren, keine Probleme zu machen, mich anzupassen. Ich konnte meine Gefühle nicht artikulieren. Meine Eltern sind bis zu meinem zehnten Lebensjahr ohne mich in den Urlaub gefahren, ich war dann immer bei meiner Oma oder Tante. Meine Eltern haben immer ihre Ehe/Partnerschaft über die Beziehung zu mir gestellt, da ich ja eh irgendwann aus dem Haus gehen würde. Wenn meine Mutter wütend war, zum Beispiel auf meinen Vater, hat sie es immer an mir ausgelassen. Meine Mutter hat mit Liebesentzug, einer verbalen Generalabrechnung gedroht wegen all der Dinge, die ich in ihren Augen in der vergangenen Zeit falsch gemacht hatte, und/oder mit Schlägen reagiert. Innerlich haben mich ihre persönlichen Vorwürfe zerfressen, dann bin ich immer so hilflos und ohnmächtig gewesen, da ich die Dinge im Nachhinein nicht mehr ändern konnte. Mir blieben nur Selbstvorwürfe und Selbsthass.

Ich habe sehr an meinem Vater gehangen. Aber er war ganz auf seine Karriere konzentriert. Ich weiß bis heute nicht, ob er das, was zwischen mir und meiner Mutter gelaufen ist – dass sie mich geschlagen hat und, als ich kleiner war, auf den Boden geworfen hat –, mitbekommen hat. Ich habe ihn nie gefragt, aus lauter Angst, er würde auch da wieder eine Entschuldigung für meine Mutter finden. Dann wäre ich noch einsamer gewesen.

Ich bin magersüchtig geworden, weil ... Ich wollte mich einfach auflösen, nicht mehr vorhanden sein. Ich konnte den immer größer werdenden Leistungsdruck und die vielen Demütigungen, Enttäuschungen und Verletzungen nicht mehr aushalten. Ich konnte meinen Schmerz, meine Angst und meine Traurigkeit nicht in Worte fassen, und schon gar nicht meine Wünsche und Bedürfnisse. Ich denke, dass ich mit meinem abgemagerten Körper das ausdrücken wollte, was ich mit Worten nicht konnte. Ich wollte, dass man äußerlich sieht, wie schlecht es mir innerlich geht.

Zukunftsvision ... Ich hoffe, dass ich meinen starken Willen, mit dem ich es geschafft habe, mich auf 34 kg runterzuhungern, nützen kann, um viele positive Dinge in meinem Leben zu erreichen. Ich wünsche mir, wieder weinen zu können, zu lernen, über Gefühle zu sprechen und sie zu spüren und sie nicht zu verdrängen und runterzuschlucken. Ich hoffe auch, dass ich wieder Wut empfinden kann.«

Friederike:

»Ich hatte schon in meiner Kindheit immer das Gefühl, an allem schuld zu sein. Ich habe mich klein und unsicher gefühlt. Da meine Mutter schon, so lange ich denken kann, immer krank war, konnte ich mit Problemen nie zu ihr kommen. Ich war auf mich gestellt, und ihre Probleme waren wichtiger als meine. Außerdem durfte ich sie nicht belasten, musste ihr alles abnehmen und ein gutes und anständiges Kind sein. Ich wollte alles tun, um geliebt zu werden. Ich war sehr angepasst, immer sehr bemüht, alles richtig zu machen. Habe die Meinungen meiner Eltern und anderer übernommen. Ich habe mit meinem Vater schon Ärger bekommen, wenn ich am Sonntagsfrühstückstisch die Kaffeelöffel vergessen habe. Ich wollte immer perfekt sein, perfekt aussehen, erfolgreich sein und außerdem beliebt sein, selbstbewusst, witzig, sportlich. Ich hatte immer das Gefühl, das alles nicht zu sein. Ich war einsam und habe nach außen hin eine Maske getragen, weil ich immer große Angst hatte, allein zu sein. Ich habe mir für alles, was schief gelaufen ist, immer die Schuld gegeben, war immer sofort der Meinung, etwas falsch gemacht zu haben und nicht mehr gemocht zu werden.

Meine Magersucht hat mich stark und unverletzbar gemacht. Ich hatte keine Angst mehr, allein zu sein, weil ich etwas hatte, was nur meins war. Ich war stolz etwas zu schaffen, was andere nicht konnten. Ich war etwas Besonderes. Zuerst erhielt ich Anerkennung und Bewunderung, dann Zuwendung. Ich war immer noch einsam, aber es hat mir nichts mehr ausgemacht. Ich war selbstbewusst, konnte meine Meinung vertreten und hatte das Gefühl, für andere Menschen interessant zu sein, weil ich etwas Besonderes hatte. Ich war meinen Idealen, welche ich auch für die Ideale anderer Menschen gehalten habe, näher gekommen, und dadurch hatte ich manchmal das Gefühl, liebenswert zu sein.

In der Bulimie ging das alles zurück. Ich war klein, schwach, vor allem undiszipliniert und unkontrolliert. Ich war nie die Beste, wollte es aber immer sein. Ich habe mich vor mir selbst geekelt und mich für mein Schwachsein geschämt. Nach außen bin ich zwar immer noch stark, emotionslos und unantastbar aufgetreten. Ich habe mich aber immer nach Freunden gesehnt und fühlte mich allein, weil ich mich gehasst habe. Mit der aufgesetzten Maske habe ich mir wahrscheinlich die Menschen vom Hals gehalten. Aber ich dachte, ich muss perfekt sein, um geliebt zu werden. Ich habe für meine Partner immer alles getan, alles gegeben und bedingungslos geliebt. Aber ich bin nie ich selber gewesen, sondern habe immer das getan, was andere von mir erwartet haben. Ich war immer lieb, verständnisvoll, nie wütend, denn ich hatte Angst, dann nicht mehr geliebt zu werden. Ich hatte immer Angst, etwas falsch zu machen. Ich weiß heute gar nicht mehr, wie ich bin, denn ich war, glaube ich, zu lange jemand anderes.

Vision von mir: Ich möchte meine Gefühle und vor allem Bedürfnisse nicht mehr zurückstellen, sondern immer aussprechen.

Ich möchte Beziehungen aufbauen, in denen ich geliebt werde um meiner selbst willen und für die ich mich nicht aufgeben muss.

Ich möchte erkennen, dass ich es wert bin, geliebt zu werden, und dass meine Empfindsamkeit, mein Einfühlungsvermögen und die Tatsache, dass ich mich besser kenne als sich viele andere Menschen kennen, auch ein Geschenk an jemanden sein kann, der damit umgehen kann.

Ich möchte nicht mehr das Gefühl haben, um Liebe kämpfen zu müssen.

Ich möchte Zuwendung annehmen, spüren und genießen können, ohne das Gefühl zu haben, dafür dankbar sein zu müssen beziehungsweise den Menschen etwas schuldig zu sein.

Ich möchte meinen Selbstwert aus mir selber ziehen und nicht aus der Anlehnung an die Ideale anderer Menschen.

Ich habe erkannt, dass ich nicht immer die Schuldige bin und dass es kein Richtig oder Falsch gibt, sondern nur unterschiedliche Wahrnehmungen.

Ich möchte wütend werden.

Ich möchte loslassen können, mich selbst, meine bisherigen Ideale und auch andere Menschen, in dem Wissen, dass ich nicht allein sein werde und nicht perfekt und kontrolliert sein muss, um jemand zu sein und um geliebt zu werden.«

Britta:

»Nach außen war ich sehr ruhig, still, schüchtern, verklemmt beziehungsweise gehemmt. Ich habe fast nie etwas gesagt. Innerlich habe ich mich sehr leer und einsam gefühlt, unverstanden, verzweifelt und hilflos. Die Hilflosigkeit hat mein Alleinsein nur noch verstärkt. Ich habe oft allein in meinem Zimmer gesessen und geweint. Ich habe in meiner Kindheit immer versucht, Frieden in unserer Familie zu stiften, zwischen meinem Bruder und meiner Mutter, oder zwischen meinen Eltern. Ich wollte, dass alle anderen glücklich und zufrieden sind, dass endlich einmal Ruhe einkehrt in unsere Familie. Ich war die Liebe, Brave, Hilfsbereite, habe alles für meine Mutter getan, damit sie glücklich und entlastet ist, aber auch, um ein bisschen mehr Aufmerksamkeit zu bekommen. Ich war zu allem bereit, um ein bisschen mehr geliebt zu werden. Mein Bruder war immer der Schwierige, das Problemkind. Er stand im Mittelpunkt der Familie und hat sehr viel Aufmerksamkeit erregt und bekommen. Ich habe mich weniger geliebt gefühlt, war das hässliche Entlein und war sehr neidisch und eifersüchtig auf meinen Bruder. Für alle anderen war ich die Große, die Liebe, die Perfekte, und die schon Erwachsene. Ich hatte das Gefühl, niemals klein sein zu dürfen, immer ein Vorbild sein zu müssen für meinen Bruder, immer brav sein zu müssen. Ich habe nie eine eigene Meinung gehabt, sondern mich immer daran orientiert, was meine Mutter gesagt hat. Und obwohl ich vielleicht erst anders gedacht habe als sie, habe ich dann später doch ihre Meinung übernommen.

Wenn ich gefragt wurde, wie es mir geht, dann wusste ich es nicht. Die Antwort lautete immer: Ich weiß es nicht. Ich habe immer Angst gehabt, andere zu verletzen. Im Freundeskreis war ich sehr angepasst, ich hatte keine eigene Meinung. Ich hatte wenig Freunde und ständig Angst, diese auch noch zu verlieren. Ich war sehr unsicher und wollte gern so sein wie andere. Ich hatte immer Angst, ausgelacht zu werden. Ich dachte, ich bin nicht normal, weil ich so anders bin als meine Klassenkameradinnen und Freunde. In der Krankheit hatte ich ein euphorisches Gefühl, weil meine schulischen Leistungen anfänglich noch besser wurden, als sie jemals waren. Ich war stark, weil ich etwas Eigenes hatte. Die Außenwelt wurde immer uninteressanter und unwichtiger für mich. Ich hatte kein Gefühl mehr, ich war wie in Watte gebettet. Nichts hat mich mehr interessiert und verletzt. Schließlich besiegte mich die Traurigkeit und Einsamkeit.

Die Vision von mir:

Ich möchte selbstbewusster werden.

Ich möchte besser mit Kritik umgehen können.

Ich möchte mehr auf meine Gefühle achten und auch zu ihnen stehen.

Ich möchte lernen, mehr loslassen zu können, nicht ständig zu versuchen, die Kontrolle über mich zu haben, mich im Griff zu haben.

Ich möchte lernen, mich selbst mehr zu lieben.

Ich möchte mehr meine Meinung stärker entwickeln und dazu stehen.

Ich möchte eigene Entscheidungen treffen.«

Liebe Mutter,

ich war immer so stolz, wenn du gesagt hast, ich sei deine beste Freundin, deine große Vertraute, dein Liebling, dein Sonnenschein, dein Halt, dein Leben, dein Ein und Alles. Ich hätte mein Leben dafür gegeben, nicht aus deiner Gunst zu fallen. Ich habe für dich gelebt. Ich habe mir niemals Zeit zum Spielen oder Faulenzen genommen. Ich hatte keinen Freund und keine Freundin. Ich habe geputzt, gekocht und gebacken und schon ganz früh für meine kleinen Geschwister gesorgt. Ich habe gelernt wie eine Blöde, dass ich ja nur die besten Noten nach Hause bringe und auf deine Frage: »Wer war besser als du?«, sagen konnte: »Niemand.« Ich habe dich gedeckt, wenn du zu deinen Liebhabern gegangen bist. Ich habe meinen Vater pausenlos belogen um deinetwillen. Ich habe sehr früh erkannt, dass ich meinen Vater verachten musste, um von dir anerkannt zu werden. Ich hatte die größte Angst, einmal von dir so verachtet zu werden, wie du meinen Vater verachtet hast. Ich habe alles mit mir machen lassen, weil ich Angst hatte, ohne dich nicht existieren zu können. Ich habe geglaubt, sterben zu müssen, wenn du mich verstößt. Und oft hast du gedroht, für immer wegzugehen und uns Kinder für immer zu verlassen wegen irgendeiner Kleinigkeit. Weil wir zu laut waren oder weil nicht sauber genug geputzt war. Wie oft hast du gedroht, dich umzubringen, wenn unser Vater auch einmal eine Freundin hatte.

Hast du niemals an uns Kinder gedacht? Hast du dich niemals als Mutter verantwortlich gefühlt? Hast du jemals geahnt, wie groß unsere Angst war, wenn du für Tage verschwunden warst? Hast du dir jemals klar gemacht, wie klein ich noch war, als das alles geschah? Hier in der Therapie im TCE habe ich zum ersten Mal das Gefühl, angekommen zu sein und als Mensch, so wie ich bin, wahrgenommen zu werden. Hier gibt es Menschen, die mir zuhören, die mir gutwollen, die mich ernst nehmen, die mich trösten, wenn ich weine. Und du, weil du es nicht aushältst, wenn du nicht im Mittelpunkt stehst, möchtest mir einreden, ich sei in einer Sekte gelandet. Ich fange langsam an, Wut zu empfinden über das, was du mir angetan hast. Du hast mich niemals Kind sein lassen. Du hast mich ausgenutzt und ausgebeutet um deines Vergnügens willen. Mit meiner Magersucht hatte ich endlich etwas gefunden, was nur mir gehörte, was mich von dir abgegrenzt hat, was ich besser konnte als du. Meine Magersucht hat mich stark und mächtig gemacht. Sie hat mir meine Angst und meine Einsamkeit genommen. Sie hat meine unendliche Leere gefüllt. Nicht selten hatte ich vor, mich zu Tode zu hungern, weil ich das Leben ohne Magersucht so wenig lebenswert fand. Gott sei Dank habe ich gerade noch rechtzeitig begriffen, dass ich mich nicht zerstören, sondern leben will, dass ich mich auf die Suche machen will nach Menschen, die mich annehmen und lieben.

Deine ...

Liebe Mama,

in den letzten Monaten, seit ich angefangen habe, so rapide abzunehmen, habe ich zum ersten Mal das von dir bekommen, wonach ich mich während meiner ganzen Kindheit gesehnt habe: körperliche Nähe. Du hast mich in den Arm genommen und mir Wärme und Geborgenheit gegeben. Erinnerst du dich noch, als ich dich einmal gefragt habe, wieso du mir nie gesagt hast, dass du mich lieb hast? Du hast darauf geantwortet, man muss das nicht immer sagen, man kann das auch auf andere Art und Weise zu verstehen geben. Genau das ist es, das finde ich auch. Nur du hast es mir nie auf andere Weise zu verstehen gegeben, sondern erst, als ich nur noch Haut und Knochen war. Ich habe Angst davor, dass du mich nicht mehr umarmst, wenn ich nicht mehr so magersüchtig und untergewichtig, zart und zerbrechlich bin. Ich wünsche mir so sehr, dass du auch dann, wenn ich 20 kg zugenommen habe, mich noch umarmst, mir zuhörst, auf mich eingehst, Interesse für meine Probleme zeigst und mich tröstest. Wenn ich mir heute vorstelle, was ich alles für dich getan habe, um dir das Leben zu erleichtern, damit es dir gut geht und du etwas zufriedener wirst, dann empfinde ich eine große Traurigkeit. Ich habe mich bemüht, dir nie Probleme zu machen, sondern nur Freude. Ich wollte dein Sonnenschein sein, dir alle Steine aus dem Weg räumen, dich beschützen und dir nur Gutes tun. Eigentlich ein umgekehrtes Verhältnis. Ich war zu dir wie eine Mutter, so wie ich mir dich für mich gewünscht hätte. Ich habe mich oft gefragt, was dein Motiv war, Kinder in die Welt zu setzen. Manchmal denke ich, wir sollten eine Leere in dir füllen, wie ich sie auch oft empfinde. Nebenbei weiß ich seit langem, dass du auch essgestört bist. Ich glaube dir schon lange nicht mehr, dass du aufgrund einer chronischen Gastritis so oft erbrechen musst.

Deine ...

Liebe Mama,

ich habe mir vorgenommen, dir einen Brief zu schreiben, ohne zu wissen, ob dieser dich jemals erreichen wird. Dies erleichtert mir die Formulierung mancher Dinge sehr, da meine Angst, dich mit meinen Aussagen zu verletzen, doch sehr groß ist. Wahrscheinlich ist dies auch der Grund, weshalb ich manche Sachen nie angesprochen habe, aus Angst, missverstanden oder verletzend zu werden. Jedoch finde ich keinen anderen Weg, dir nahe zu bringen, was mir schon so lange auf der Seele brennt, als diesen Brief.

Ich möchte mich verabschieden, möchte mein Herz erleichtern, indem ich die Hoffnung an das Unmögliche endlich aufgebe. Denn nur so kann ich inneren Frieden finden und das genießen, was vorhanden ist.

Doch ist es hart, einer Mutter zu sagen, dass sie nie geliebt hat, wie eine Tochter gerne geliebt worden wäre. Dass sie gerne mehr in den Arm genommen worden wäre bei Liebeskummer, Stress in der Schule oder einfach so, weil es schön ist. Vor allem bei einer Mutter, wie du sie bist. Voller Einsatz und Fürsorge, immer anwesend, immer bereit. Ich wurde seit meiner Geburt wunderbar bekocht mit den besten Zutaten, gekleidet mit den feinsten Stoffen, durfte die besten Schulen besuchen und im Ausland studieren. Wenn ich überlege, gab es kaum etwas, was ich nicht bekommen habe. An materiellen Dingen. Ich hatte ein schönes Zimmer mit tollen Möbeln, das ich täglich fein säuberlich aufgeräumt nach der Schule auffand. Ich hatte eine Katze, obwohl der Papa Haustiere nicht leiden kann; ein Haus, einen Garten, ein Ferienhaus usw.... eigentlich alles, was sich ein Kind wünschen kann und noch viel mehr. Nur das Wesentliche, das, was ich mir immer von dir gewünscht habe, das bekam ich nie. Wir hätten in einem Wohnblock auf 15 qm wohnen und jeden Tag Kartoffeln essen können, und ich wäre glücklich gewesen, wenn ich nur ein bisschen Zuneigung, körperliche Wärme von dir und Papa bekommen hätte. Ein bisschen Verständnis und auch das Gefühl, als Familienmitglied ein Mitspracherecht zu haben und als solches auch ernst genommen zu werden. Die von dir als so wichtig befundenen Abendessen, die als »Familienzeit« galten, waren für mich meist eine einzige Frustration. Nicht wegen deinem Essen, Gott weiß, wie gut es immer schmeckt, aber ganz einfach, weil ich das Gefühl hatte, nicht eure Sprache zu sprechen und ihr nicht meine. Wir redeten letztendlich aneinander vorbei. Meine mir so wichtigen Themen waren unwichtig angesichts meiner schulischen Leistungen. Was auch immer das Problem war, wir fanden nie einen gemeinsamen Nenner. Papa stellte sich prinzipiell auf deine Seite, und du hieltest es nicht für nötig, mir wirklich zuzuhören und zwischen den Zeilen zu lesen.

So war dir zum Beispiel nie bewusst, dass ich monatelang in der Schule gemobbt wurde und ich mich jeden Schultag immer wieder in die Höhle des Löwen begeben musste. Dass diese Erfahrung so lange an mir gezehrt hat, bis ich es nicht mehr wagte, ich selbst zu sein. Schließlich hatte meine Persönlichkeit keinen Anklang gefunden, da konnte ich doch nicht einfach authentisch bleiben. Also ließ ich meine Authentizität zu Hause und setzte die Maske der Starken, Unerreichbaren auf, mit der man sich am besten nicht anlegt. Innerlich war ich zerbrechlicher und unsicherer denn je. Doch du, meine eigene Mutter, hast auch an diese Maske geglaubt, hast das gesehen, was ich gewillt war, dir zu zeigen. Ja, auch für dich war ich die starke, selbstsichere Tochter, die sich nicht unterbuttern ließ, der niemand etwas anhaben konnte. Klar, es war einfacher, an die Fassade zu glauben, als dich mit der Realität zu konfrontieren. Die Wirklichkeit sah nämlich lange nicht so perfekt aus. Mein wahres Ich verblasste mit jedem Monat und bald wusste ich nicht mehr, wer dieser Lockenkopf war, den ich täglich im Spiegel antraf. Ich zog mich zurück, war oft traurig, wurde von Tag zu Tag verzweifelter. Ich sehnte mich, ohne es je zu wagen, mir das einzugestehen, nach Geborgenheit, offenen Armen, in denen ich mich hätte verstecken können, einem Platz, der mir zusteht und für den ich mich nicht verstellen brauchte. Einem Ruhepol, der mir Sicherheit schenkt nach all den Beleidigungen und Boshaftigkeiten.

Bestimmt treffen dich meine Worte wie ein harter Schlag ins Gesicht, denn du bist dir all dessen nicht bewusst gewesen. Es ist nicht einfach, dir dies zu schreiben, liebe Mama, denn es klingt so vorwurfsvoll und ich komme mir immer wieder undankbar und schlecht vor.

Ich meine, woher solltest du die Zärtlichkeit nehmen, nach der ich mich gesehnt habe, die du selbst nie von deinem Elternhaus bekamst? Selbst in deiner Beziehung zum Papa stehen körperliche Nähe, Zuneigung und liebe Worte nicht im Vordergrund. Beweise der Liebe wurden als kitschig und überzogen dargestellt, so sehr, dass ich mich kaum traute, diese Worte in deiner Gegenwart auszusprechen. Auch jetzt finde ich mich fast schon lächerlich, so schwülstig über die Dinge zu sprechen, für die es in unserer Familie keine Worte gibt: Gefühle.

An dieser Stelle möchte ich dich ganz schnell von dem Gedanken abbringen, dass du alleine die Schuld an der Tragödie meines Lebens trägst. Mitnichten. Da kommen viele andere entscheidende Faktoren ins Spiel, und einer davon ist bestimmt ein genetisches Suchtverhalten. Ich weiß, wie der Gedanke, alles falsch gemacht zu haben, dich viele schlaflose Nächte gekostet hat, aber daran hast du mich ja nicht teilhaben lassen. Die Fassade blieb makellos, niemand konnte dir ansehen, was für Sorgen dir deine rebellische Tochter bereitete. Und genau das, liebe Mama, macht mich heute noch rasend. Wann wirst auch du endlich lernen, dass Schwäche-Zeigen ein Zeugnis von Stärke ist und nicht des Versagens? Wann wirst du verstehen, dass ich liebend gerne an deinem Innenleben teilgenommen hätte, dass allein die Äußerung deiner Sorge mir und meiner Krankheit den Wind aus den Segeln genommen hätte. Stattdessen hast du es vorgezogen, weiterhin die Eiskönigin zu spielen, die durch Sturm und Wind schreitet, denn auch dieses Unwetter geht vorbei. Doch das Unwetter blieb. Acht Jahre lang. Acht lange Jahre hast du es vorgezogen, meine Kotzerei zu verdrängen, so dass es ein Unding wurde, mit dir darüber zu sprechen. Wieder einmal fühlte ich mich von dir nicht weiter ernst genommen. Nicht mal, als du unglücklicherweise auf eine meiner Kotztüten gestoßen bist, haben bei dir die Alarmglocken geläutet. Vielmehr hast du es für wichtiger gehalten, dich über die verstopften Abflussrohre zu beschweren. Ideale Basis für ein Gespräch, liebe Mutter!

Auch später war es mir nie möglich, offen mit dir über die Krankheit zu sprechen. Ganz einfach, weil du es mir immer wieder zum Vorwurf machtest, die Kotzerei nicht einfach sein lassen zu können. Glaubst du tatsächlich, dass Kommentare wie »ich weiß schon, dass du wieder brichst« etwas bringen, wenn jeder Kommentar so schrecklich kalt und ignorant ist? Konntest du deine Tochter nicht einfach umarmen und ihr sagen »Wir schaffen das schon« anstatt monatlich Geld zu überweisen, damit sie zum Psychologen geht? Nein, konntest du nicht. Natürlich nicht. Wie auch? Du hast es ja nie gelernt und blablabla.

Und genau deswegen sitze ich hier und schreibe dir diesen Brief. Weil ich einfach hoffe, keine Erwartungen mehr in dich zu setzen. Weil ich lernen muss, dass diese Umarmung niemals von dir kommen wird. Dass ich die tiefen Gespräche mit anderen führen muss. Dass du mir nie mitteilen wirst, dass du dir Sorgen um den Papa und seine Trinkerei machst, auch wenn ich die Tochter bin und mir genauso Sorgen mache. Dass du nie verstehen wirst, dass keine Familie perfekt ist und schon gar nicht unsere. Dass ein perfekt klinisch gesäubertes, steriles Haus einfach nicht gemütlich sein kann, denn es ist kein Leben drin. Dass ich von dir niemals die Worte »ich liebe dich« oder »ich bin stolz auf dich« hören werde. Mit dem Ziel, eines Tages den Zorn, diese eingebrannte Wut in meinem Bauch immer kleiner und kleiner werden zu lassen, bis sie ganz weg ist, schreibe ich dir diese Zeilen.

Und ehe ich das nicht gelernt habe, ehe ich diesen Brief nicht lesen kann, ohne einen immensen Druck auf meiner Brust zu spüren, kann ich all die anderen schönen Sachen, die dich ausmachen, nicht wertschätzen. Sachen wie ein immer für mich frisch bezogenes Bett, wenn ich nach Hause komme. Ein Bummel durch die Gassen der Altstadt, bei dem sich immer eine Kleinigkeit für mich findet. Ein warmes Essen, wenn der Zug Verspätung hatte und du eigentlich schon lange im Bett sein wolltest und, und, und … wer weiß es?

Also, auch wenn du es nie sagst, obwohl du es vielleicht täglich mehrmals denkst, Mama, sage ich es: Ich liebe dich.

Liebe Mama,

wenn ich an meine Kindheit denke, dann erinnere ich mich nur an schlechte Stimmung und Traurigkeit. Du warst die, die sich immer geopfert hat, die alles geschluckt hat, die sich alles hat gefallen lassen. Du hast dir alles von unserem Vater gefallen lassen. Du hast dich niemals aufgebäumt und gekämpft. Du hast geschluckt und geschwiegen, was immer er dir angetan hat. Aber du hast deine schlechte Stimmung und deine Depressionen auf uns Kinder übertragen. Ich wäre so gerne aus diesem meinem düsteren Zuhause geflohen, wäre zu anderen Kindern gegangen und hätte mit ihnen gespielt. Aber ich musste zu Hause bleiben bei dir ... Du hast uns keine Geborgenheit ... gegeben, weil du viel zu sehr mit deinen Sorgen und Problemen beschäftigt warst. Ich habe mich als Kind sehr einsam, klein und hilflos gefühlt. Du hast mich an dich gekettet und mir nicht die Möglichkeit gelassen, mir ein eigenes Leben, ein etwas fröhlicheres, als es deins war, aufzubauen.

Als ich meinen ersten Freund hatte, hast du alles versucht, ihn mir auszureden, bis ich ihn schließlich selber nicht mehr mochte. Als ich Pläne machte auszuziehen, hast du gedroht, dich umzubringen. Ich habe es trotzdem getan, mit großen Ängsten und Schuldgefühlen. Ich wünsche mir nichts sehnlicher, als dass du endlich dein eigenes Leben lebst und nicht das deiner Kinder. Warum fängst du nicht wieder an zu arbeiten? Warum schaffst du dir keinen Freundeskreis? Warum bemühst du dich nicht, nach Eurer Scheidung wieder einen neuen Partner zu finden? Wenn ich mitbekomme, wie viel du rauchst und wie viel du trinkst, habe ich große Angst, dass du längst eine Alkoholikerin bist. Aber so schwer es mir auch fällt, ich habe mich entschlossen, mein Leben in die Hand zu nehmen, aufzuhören, mich um dich zu sorgen. Lebe dein Leben glücklich und zufrieden oder auch nicht. Ich lasse mich von dir nicht länger erpressen, weder mit deinen Selbstmorddrohungen noch mit deinen Depressionen.

Deine ...

Liebe Mama,

ich weiß eigentlich gar nicht genau, wie ich anfangen soll. Ich fühle mich hier im TCE das erste Mal frei, endlich kann ich auch einmal an mich denken. Endlich ist auch einmal für mich Raum, und endlich ist hier jemand, Therapeuten und eine Gruppe, die Zeit für mich haben, die einfach nur zuhören und mich verstehen. Das ist eine ganz neue Erfahrung für mich, und es tut so gut, diese Nähe und Zuneigung zu spüren. Warum hattest du nie Zeit für uns Kinder? Du wirst jetzt wieder sagen, dass sich keine Mutter so viel Zeit für ihre Kinder nimmt, wie du es getan hast. Aber wo sind wir geblieben? Hast du uns jemals wahrgenommen als Kinder, die eine Mutter brauchen? Du hast uns immer nur spüren lassen, wie toll du bist und wie du alles in unserer Familie managst, Haushalt, Beruf, Ehemann und zu guter Letzt uns Kinder. Wir waren alle vier nicht geplant. Ich war diejenige, deretwegen ihr geheiratet habt. Meinst du, ich habe das nie gespürt? Für dich war immer alles andere wichtiger, niemals warst du zufrieden, niemals hatte ich das Gefühl, dass du mit deinem Leben zurechtkommst. Die vielen Streitigkeiten und Verletzungen in eurer Ehe, wie oft hast du Trost bei mir gesucht, dich bei mir ausgeheult und mit mir über deine schreckliche Ehe gesprochen! Aber du hast nie gemerkt, wie sehr du mich damit überforderst. Ich war doch noch ein Kind. Meine Geschwister haben sich die Ohren zugehalten, wenn wir im Bett lagen und ihr durchs Haus geschrien habt. Ich habe zitternd im Bett gesessen und gebetet, dass alles vorübergehen möge. Ich habe dir oft davon erzählt, aber das hat dich nicht gestört. Du hast mir immer alles erzählt, weil du nie eine Freundin hattest. Ich habe dir meine ganze Kindheit geopfert, weil ich Angst um dich hatte. Ich war voller Schuldgefühle, wenn ich mich auch nur einmal für wenige Stunden von dir entfernt habe. Warum hast du selbst nie an deinem Leben etwas geändert? Du hast es dir immer leicht gemacht: Wenn es dir in der Ehe nicht gepasst hat, hast du dir Liebhaber gesucht. Die Hauptsache war, dir ging es besser. Wie oft wurde ich von unserem Vater geschlagen, wenn er eigentlich wütend auf dich war, weil du ihn erniedrigt hattest! Wie hast du das eigentlich ausgehalten? Du bist in ein anderes Zimmer gegangen und hast mich ihm überlassen. Du hast nie gehört, wie sehr ich danach geschrien habe, von dir geliebt zu werden. Vielleicht merkst du irgendwann einmal, dass du eine Tochter hast. Manchmal stelle ich mir die Frage, warum liebe ich dich eigentlich so sehr. Weil du meine Mutter bist? Ich weiß es nicht. Ich habe nur einen einzigen Wunsch: von dir geliebt zu werden und so akzeptiert zu werden, wie ich bin. Ob du mir jemals diesen Wunsch erfüllst?

Deine ...

Liebe Mami,

ich möchte dir einen Brief schreiben, aber zunächst das, was ich mir von dir als Mutter gewünscht hätte. Ich hätte mir gewünscht, dass

für dich nicht nur Äußerlichkeiten wichtig gewesen wären,
du mit Problemen nicht immer zu mir gekommen wärst,
ich nicht immer die liebe, funktionierende Tochter hätte sein müssen, um akzeptiert zu werden,
du mich nicht ständig unter Druck gesetzt hättest,
du sensibler gewesen wärest,
du mich nicht benutzt hättest, um meinen Vater zu verletzen und mich damit auch,
du nicht ständig deine Aggressionen an mir ausgelassen hättest,
du mir mehr zugetraut hättest,
du nicht immer gesagt hättest: Das schaffst du sowieso nicht,
du nicht immer nur glaubst, dass die Dinge gut sind und funktionieren, die du organisierst,
du mir mehr Freiraum gelassen hättest,
du nicht so egoistisch gewesen wärest,
du mir nicht immer Schuldgefühle gemacht hättest,
du akzeptiert hättest, dass deine Werte nicht automatisch meine Werte sind,

du nicht ständig in mein Leben eingegriffen hättest und es noch heute tust,
du nicht denkst, dass die Therapie mich von dir entfernt, sondern du mir eine Chance gönnst, gesund zu werden,
du meine Schwäche nicht ausgenutzt hättest, um dein Selbstbewusstsein aufzuwerten,

Mami, ich würde mir wünschen, dass ich dir einen Brief schreiben könnte, in dem ich all die Stichpunkte, die ich mir vorher gemacht habe, aussprechen könnte und du dich damit auseinander setzen würdest, ohne aggressiv zu werden, abzublocken oder das Ganze als »Therapie-Scheiß« abzuwerten. Es sind meine Gedanken, und ich habe sie seit langem. Ich habe mich nur nie getraut, sie auszusprechen. Jetzt, hier in der Therapie, gibt es Menschen, die mich ernst nehmen und mir zuhören. Ich würde mir so sehr wünschen, dass du dich ein einziges Mal nur in mich hineinversetzen könntest und erkennst, dass ich ein ganz anderer Mensch bin als du es bist. Und dass mir deshalb auch ganz andere Lebensinhalte, Werte und Ziele wichtig sind als dir. Ich würde mir so wünschen, dass du das erkennst und ich mich daraufhin nicht mehr für all das rechtfertigen muss, was ich tue, denke, meine und entscheide, nur weil du glaubst, dass es falsch ist, weil es deinen Werten und Inhalten nicht entspricht, oder weil du es nicht für mich organisiert hast.

Deine …

Lieber Vater,

mit meiner Magersucht wollte ich dir ein einziges Mal beweisen, dass ich stärker bin als du, dass du mich nicht beherrschen und kontrollieren kannst wie du es willst. Mein Körper gehört mir, das habe ich mir unzählige Male in meiner Magersucht gesagt. Und wenn ich mich hätte zu Tode hungern wollen, dann hätte ich es getan. Je schärfer und brutaler du mit deinen Kontrollen geworden bist, umso radikaler habe ich gehungert. Die Erniedrigungen, die du mir jeden Morgen angetan hast, wenn du mich gezwungen hast, vor dir auf die Waage zu gehen, habe ich jedes Mal mit noch brutalerem Hungern beantwortet. Und ich habe zusätzlich Liegestützen gemacht bis an den Rand der Ohnmacht. Ich habe nachts, wenn du im Bett gelegen hast, nach deinen Kontrollgängen durchs Haus alles an Gymnastik und Verrenkungen gemacht, was mir nur eingefallen ist, bis in die frühen Morgenstunden. In all meiner verzweifelten Wut hatte ich ein geheimes Lustgefühl, dich zu hintergehen.

Deine ...

Sinn und Funktion der Ess-Störung

In den Selbstcharakteristiken der Patientinnen sowie in den Mitteilungen an die Eltern deutete sich bereits an, dass Hungern zunächst durchaus einen positiven Sinn haben kann: etwa als Ausweg aus der Einsamkeit, als Mittel, elterliche Gleichgültigkeit zu überwinden und Fürsorge und liebevolle Zuneigung zu erlangen, als Methode der Selbstbestimmung und Selbstbehauptung. Die Rolle, welche die Ess-Störung im Leben einer Patientin spielt, zu ergründen und zu verstehen, ist für Betroffene und Therapeuten von entscheidender Wichtigkeit, um eine Änderung in Gang zu setzen.

Hier eine Auswahl aus den Ideologien essgestörter Frauen:

»Hungern war mein Lebenssinn – das Einzige, was meine Leere ausfüllen konnte.«

»Ich war stolz darauf, die Kontrolle über das ›Immer-weniger-Essen‹ und ›Nicht-mehr-Essen‹ zu haben.«

»Ein dünner Körper sollte meine ganzen Fehler ausgleichen.«

»Je dünner ich war, desto ›fitter‹ fühlte ich mich – in Wahrheit wurde ich immer schwächer.«

»Anfänglich stand ich im Mittelpunkt, beneidet und bewundert von allen. Später war ich nur noch einsam, leer, kalt und fast schon tot.«

»Durch mein Hungern glaubte ich, alles zu gewinnen, dabei habe ich fast alles verloren: meine Kraft, meinen Mut, meine Lust auf Leben.«

»Die Magersucht war mein Leben, bis zu einem Punkt, da wusste ich: Es geht um Leben und Tod.«

»Hungern und Leistungssport hatten für mich den gleichen Wert, sie bedeuteten für mich Disziplin, Stärke und Macht.«

»Mit der Magersucht konnte ich alles bestimmen, meinen Aufstieg und meinen Abstieg, mein Glück und mein Unglück, mein Leben und meinen Tod.«

»Die Magersucht war alles für mich, ich hatte sämtliche Fäden in der Hand, bis ich begriff, die Magersucht war es, die mich beherrschte. Ich war zu einer traurigen Marionette geworden.«

»Ich war ein Zombie, äußerlich perfekt, innerlich ausgebrannt, schwarz, leer, tot.«

»Heimlich essen war die einzige Möglichkeit für mich, mich abzugrenzen.«

»Fressen war für mich gleichzeitig Trost und Erniedrigung.«

»Essen war das Einzige, was mir meine innere Ruhe wiedergegeben hat.«

»Weil ich einsam war, habe ich gefressen und gekotzt, und weil ich gefressen und gekotzt habe, war ich einsam.«

»Fressen und Kotzen war für mich die einzige Möglichkeit, mich zu entspannen.«

»Ich fand bei einem Fressanfall meine innere Ruhe – über Konflikte musste ich nicht nachdenken – zum Schluss war der Fressanfall meine ›Droge‹ – es ging nicht mehr ohne.«

»Je mehr ich dem Ideal, dünner als die dünnsten Models zu sein, nacheiferte, desto größer wurde die Angst zu versagen, das Hungern nicht mehr auszuhalten. Je mehr ich hungern wollte, desto mehr habe ich gegessen und gekotzt.«

»Ich habe mich erst gespürt, wenn ich randvoll war.«

»Ich wollte hässlich sein und habe mir mit meinem Schutzpanzer die Menschen vom Leib gehalten.«

»Beim Fressen konnte ich für kurze Zeit meine Selbstkontrolle abgeben. Beim Erbrechen konnte ich meine Gefühle wegmachen.«

»Ich habe gegessen, bis sämtliche Gefühle weg waren.«

»Ich habe gegessen, um mit jeder Situation klarzukommen.«

»Ich habe gefressen, weil ich einsam war.«

»Essen war mir alles: Entspannung, Freude, Lust, Partnerersatz.«

Hilflosigkeit und Ohnmacht
Patientinnen berichten über Reaktionen ihrer Eltern auf die Ess-Störung

»Meine Eltern leben getrennt. Mein Vater hat von meiner Magersucht am Telefon erfahren. Ich weiß gar nicht, wie er reagiert hat. Viel haben wir darüber nie gesprochen. Ich glaube, so richtig kapiert er es nicht. Er fragt auch nicht. Eigentlich ist sein Verhalten typisch. Ich bin ihm eben ziemlich egal, und in erster Linie hat er einfach nur Angst vor solchen ›Psycho-Dingen‹. Für sich selbst ist er damit schon überfordert. Früher hat mich das wütend und traurig gemacht. Es gab Zeiten, da wäre ich fast gestorben. Ihn hat es kalt gelassen, er reagiert nicht, er schweigt. So ist er, und das zu sehen tut weh. Aber ich weiß jetzt wenigstens, was ich erwarten kann und was nicht. Das Verhalten meiner Mutter war auch typisch. Sie kaufte Bücher über Bücher, machte und tat, kapierte aber nicht, dass ich drauf und dran war, mich zu Tode zu hungern. Oft hatte ich das Gefühl, sie ist das Opfer. Sie ist zu bedauern, eine magersüchtige Tochter zu haben. Ich habe mich danach gesehnt, starke Eltern zu haben, die mich an die Hand nehmen, mir den Weg zeigen. Aber ich hatte immer das Gefühl, ich bin viel stärker als meine Eltern. Ich muss sie beschützen und nicht umgekehrt. Irgendwann wusste ich auch: Ich muss allein aus meiner Krankheit herauskommen. Dann habe ich mir das TCE gesucht und mich dort angemeldet. Ich habe meine Therapie und mein Gesundwerden selber in die Hand genommen.«

»Meinem Vater hatte es lange Zeit sehr gefallen, dass ich abnahm. Er hielt meine Mutter immer für viel zu dick und war sehr stolz auf mein Aussehen. Als meine Mutter anfing, sich Sorgen zu machen, von Magersucht sprach, entsprechende Bücher kaufte, erklärte er sie für verrückt. Er sagte sogar, sie solle sich ein Beispiel an mir nehmen, dann fände er sie auch wieder attraktiver. Heute finde ich das alles grotesk. Wenn ich mir vorstelle, mein Vater ist ein gebildeter Mann, liest täglich Zeitung, sieht fern, aber er hat keine Ahnung, dass es so etwas wie psychische Störungen gibt, noch dazu, dass man an Magersucht sterben kann. Er hat mich sogar noch für blöd erklärt, als ich mich für eine Therapie entschieden habe, bei der ich vier Monate lang nicht in die Schule gehen konnte. Erst ging es ihm nur um meine Figur, dann ging es ihm um meine schulischen Leistungen. Aber ich denke, wenn es nicht so wäre, wäre ich wohl nicht magersüchtig geworden. Was ich mir gewünscht hätte, ist klar: einen Vater, der einen nicht lächerlich macht, wenn man neben guten schulischen Leistungen auch Gefühle hat, Ängste und Schwächen kennt und nicht nur stark ist und funktioniert.«

»Lange Zeit wollten meine Eltern meine Ess-Störung nicht wahrhaben. Sie machten die Augen zu und verdrängten alles, was sie mitbekamen. Ich denke, ihre größte Angst und Sorge war, dass unsere nach außen so perfekte Familie vielleicht doch nicht ganz so perfekt sein könnte. Meine Mutter kapierte nicht, lange nicht. Ich redete wie gegen eine Wand. An ihr prallte alles ab. Ihre Devise lautete schon ein Leben lang: Wir brauchen keine fremde Hilfe, wenn unsere Familie nur fest zusammenhält, wird alles wieder gut. Mein Vater hat mich da wesentlich besser verstanden, schon immer. Auch in der

Krankheit bemühte er sich, nachdem er einige Bücher über Magersucht und Bulimie gelesen hatte, mir zuzuhören und mich als eigenständigen Menschen zu respektieren, zwischen mir und meiner Mutter zu vermitteln, als wir uns nur noch stritten. Irgendwann konnte ich spüren, dass meine Eltern sich meiner nicht länger schämten. Sie standen zu mir und machten kein heimliches Getue mehr aus meiner Krankheit. Schließlich ging mein Vater sogar in einen Vortrag. Dann motivierte er mich zu einer Therapie am TCE.«

»Meine Eltern haben jahrelang nichts, aber auch gar nichts begriffen. Sie wunderten sich zwar oft, dass ich so viel aß und nicht dicker wurde beziehungsweise dass ständig im Kühlschrank etwas fehlte. Ich glaube, sie wollten einfach nicht wahrhaben, dass etwas nicht in Ordnung war. Ich habe mich oft gefragt: Was muss ich eigentlich noch machen, damit ihr begreift, wie beschissen es mir geht, und dass ich Hilfe brauche. In meiner Familie war es schon immer so, dass alles Problematische unter den Teppich gekehrt wurde, dass es selbst bei unerträglichen Spannungen hieß, was wir doch für eine reizende, harmonische Familie seien. Ich glaube, ein Grund für meine Krankheit war unser verlogenes Familienleben. Wir haben nur in Rollen gelebt, mussten immer nur einen guten Eindruck machen – das war die Hauptsache.«

»Im ersten Jahr meiner Krankheit bekam meine Familie eigentlich nur mit, wie ich immer dünner wurde. Sowohl meine Schwester als auch meine Mutter reagierten darauf aggressiv oder mit irgendwelchen zynischen Bemerkungen über meine Figur, weil beide auch immer abnehmen wollten, es aber nie schafften. Ich fühlte mich durch mein Fasten beiden gegenüber immer unheimlich überlegen. Endlich hatte ich etwas, was ich besser konnte. Ich war nicht mehr die kleine Tochter oder Schwester, die man nicht ernst zu nehmen brauchte. Als meine Ess-Störung dann in Bulimie umschlug, konnte ich es anfangs noch einigermaßen geheim halten. Ich war mir selber auch zunächst nicht bewusst, dass ich krank war. Allerdings wurden meine launischen Phasen und meine gereizte Stimmung immer intensiver und länger. Meine Mutter stand meinem Essverhalten und meinen Stimmungen mit Hilflosigkeit, aber auch mit großer Wut gegenüber. Ständig meckerte sie an meiner Lebensweise, an meiner Art zu sprechen, an meiner Art, mich zu kleiden und – natürlich – zu essen herum. Ich konnte ihr irgendwie überhaupt nichts mehr recht machen. Ich hatte aber auch, ehrlich gesagt, überhaupt keine Lust dazu. Es war mir teilweise sogar total gleichgültig, wenn sie mich anschrie. Dann wieder war ich nach Auseinandersetzungen, die immer sehr heftig waren, todunglücklich und verzweifelt. Ich fühlte mich einsam und unverstanden. Dieses Gefühl versuchte ich dann meistens durch Essen wieder zu verdrängen. Ich kann verstehen, dass der Umgang mit mir in meiner Krankheit sehr schwierig war. Dennoch hätte ich mir natürlich gewünscht, dass meine Familie wahrgenommen hätte, wie schlecht es mir ging und dass ich Hilfe brauchte.«

»Meine Schwester hatte es damals als Erste mitbekommen, dass ich krank war, weil wir ein gemeinsames Badezimmer hatten. Anfangs versuchte sie mich zu zwingen, es nicht mehr zu tun, indem sie mir drohte, es meinen Eltern zu sagen. Dann war sie nur noch wütend auf mich. Sie sagte mir oft, ich hätte mich schon blöd gekotzt und ich solle mich doch zu Tode kotzen. Ich glaube, sie war so wütend auf mich, weil sie auch immer mit ihrer Figur kämpfte. Andererseits hatte sie Angst, sie könne auch anfangen zu erbrechen und von mir das lernen, was ich lange Zeit wie einen geheimen Schatz zu hüten versucht hatte. Ob sie nur gedroht hat, es meinen Eltern zu erzählen, oder ob sie es wirklich zu einem frühen Zeitpunkt getan hat, weiß ich nicht. Für mich wäre es aber keineswegs verwunderlich, dass meine Eltern trotzdem weiter weggeschaut hätten, weil so etwas Perverses und Widerliches in unserer Familie nicht vorkommt. Und alles, was nicht vorkommen darf, wird bei uns totgeschwiegen und ignoriert, in der Hoffnung, dass es dann von selbst vergeht.«

»Einen Zusammenhang zwischen meinem Vater beziehungsweise meinen Eltern und meiner Krankheit wollte mein Vater nie wahrhaben, geschweige denn die Wichtigkeit seiner Mitarbeit und Unterstützung. Ich habe die Hoffnung aufgegeben, dass mein Vater jemals irgendeinen Fehler eingestehen oder gar versuchen würde, an seinen Verhaltensweisen und Fehlhaltungen etwas zu ändern. Er ist einfach unfehlbar. Wenn etwas in der Familie nicht stimmt, ist allenfalls meine Mutter schuld, das heißt ihre Erziehung, für die sie schließlich verantwortlich ist. Vieles in meiner Magersucht ging an die Adresse meines Vaters. In einer Krankheitsphase hatte ich mir fest vorgenommen, ihn kleinzukriegen, ganz klein, an seiner Macht zu rütteln, an seinem Sockel, ihm endlich die Augen zu öffnen. Ihn einmal hilflos zu sehen, war mein größtes Ziel. Ich träumte lange davon, auf einer Intensivstation zu landen. Nicht selten wünschte ich mir, mich zu Tode zu hungern, und ich glaubte, allenfalls an meinem Grab wird er begreifen, vorher nicht.«

»Ich hätte mir von meinen Eltern, speziell von meinem Vater, gewünscht, dass sie die Bulimie als Krankheit akzeptieren. Bis heute handelt es sich für sie bei mir um eine Art entarteten Modetick. Als ich vor zehn Jahren anorektisch war, verhielten sie sich nicht ganz so. Zumindest waren beide besorgter, aber auch damals weigerten sich meine Eltern, unser System Familie zu hinterfragen. Wir haben und wir hatten in der Familie niemals ernsthafte Probleme, so ihre Überzeugung. Es ist schwierig, auf konkrete Handlungsweisen und Äußerungen von ihnen einzugehen, denn alles folgt aus ihrer grundlegenden Einstellung, dass unsere Familie perfekt und ihre Erziehung optimal war und ist. Wenigstens hätte ich mir gewünscht, dass sie begreifen, dass ich mir woanders tatsächlich besser Hilfe holen kann als zu Hause. Heute wünsche ich mir nur eins: Sie sollen aufhören, mich kontrollieren zu wollen, und sie sollen aufhören, mich als Feind zu sehen, wann immer es um die Therapie geht, die ich akzeptiere und von der ich überzeugt bin, dass sie mir hilft. Anderen Eltern wünsche ich, dass sie möglichst früh begreifen, dass ihre essgestörte Tochter krank ist und dass sie als Eltern nicht ihre Therapeuten sein können.«

»Mein Rat an Eltern: Machen Sie nicht die Augen zu, wenn Sie feststellen, dass Ihr Kind auffällig isst und dass es immer weniger wird, und wenn Sie sich nicht sicher sind, lesen Sie ein Buch über Ess-Störungen und gehen Sie vielleicht selbst einmal unverbindlich zu einem Beratungs- oder Informationsgespräch. Nehmen Sie lieber Kritik und die bittere Erkenntnis in Kauf, dass in Ihrer Familie nicht alles perfekt ist, wie Sie es vielleicht glauben, als dass Sie tatenlos zusehen, wie Ihr Kind immer tiefer in die Krankheit rutscht und Sie vielleicht eines Tages sogar Angst haben müssen, dass Ihre Tochter stirbt. Meine Eltern haben viel zu lange gewartet, aus Stolz und vielleicht auch aus Angst. Ich möchte Eltern raten: Nehmen Sie die Krankheit ernst und nehmen Sie ernst, dass Magersucht und Bulimie bekämpft werden müssen, nicht aber Ihre Tochter.«

»Nicht gut war meiner Meinung nach, dass meine Eltern bei mir so lange weggeschaut haben. Die Tatsache, dass meine eineiige Zwillingsschwester krank geworden ist, hätte eine große Chance für mich sein können, dass bei mir schon früher neurotische Züge erkannt und behandelt worden wären. Ich denke, wie in vielen Familien wurde nicht viel über Persönliches bei uns gesprochen und die Krankheit meiner Schwester nicht angemessen in der Familie verarbeitet. Ich war damals recht allein mit der Tatsache, dass meine Schwester mit der Sonde ernährt wurde, wie ein Stock lief, weil sie so voller Zwänge war usw. Anderen Eltern würde ich raten, wenn ein

Krankheitsfall in der Familie auftritt, offen darüber zu sprechen, was immer das auch für die anderen Familienmitglieder bedeutet: Angst, Scham, Unverständnis, Hilflosigkeit.«

»Ich sehe noch heute das entsetzte Gesicht meiner Eltern, als ich ihnen sagte, dass ich seit fünf Jahren Bulimie habe und darum eine viermonatige Therapie im TCE beginnen werde. Mein Vater bekam kaum Luft, als er mich fragte, was dann aus meiner Ausbildung werden solle, und meine Mutter hat wie immer in solchen Situationen leise vor sich hingeweint. Psychisch krank und eine Psychotherapie machen – das war zu viel des Guten! Schande über unsere Familie! Was soll die Verwandtschaft und was sollen die Nachbarn sagen? Wie sehr hätte ich mir gewünscht, dass meine Eltern zu mir stehen, mich unterstützen und mir Mut machen, dass ich es schaffen werde. Das alles ist nun vier Jahre her. Ich bin gesund geworden und bin noch heute dankbar für die Therapie. Meine Eltern haben mich in den vier Monaten Tagklinik nicht ein einziges Mal angerufen oder ein einziges Mal in München besucht. Bis zum heutigen Tag haben sie das Wort ›Bulimie‹ oder ›Psychotherapie‹ nicht mehr in den Mund genommen. Dadurch sind sie mir noch viel fremder geworden, als sie es schon immer waren.«

»Ich wollte auf gar keinen Fall, dass meine Eltern irgendetwas von meiner Therapie mitbekommen. Die Therapie gehörte mir, mir ganz allein. So, wie die Magersucht das Erste in meinem Leben war, das nur mir gehörte. Meine Eltern haben sich in alles, aber auch alles in meinem Leben eingemischt. Sie wollten alles kontrollieren, bis ins kleinste Detail. Bei meiner Krankheit und bei meiner Therapie ist es ihnen nicht gelungen.«

»Die Vorstellung meines Vaters von einer anständigen Therapie war sehr typisch: Er glaubte, mich wie ein Auto in einer Werkstatt abgeben zu können und noch dazu bestimmen zu können, was zu geschehen habe. Natürlich sollte ich zunehmen und sonst gar nichts. Am liebsten hätte er wahrscheinlich daneben gestanden, wenn mir irgendjemand Essen reingeschüttet hätte, je mehr, desto besser. Was dann im TCE lief, hat ihn zur wahren Raserei gebracht. Er hat mit allen Mitteln versucht, mich aus dem TCE zu holen oder es mir mies zu machen. Vor allem, als ihm klar wurde, dass es im TCE zwar auch um Essen, aber nicht nur um Essen geht, sondern dass man mir dort helfen wollte und auch geholfen hat, zu einer selbstbewussten, eigenverantwortlichen Frau zu werden. Inzwischen ist ein Jahr vergangen, und ich glaube, mein Vater hat begriffen, dass ich nie mehr das kleine, liebe, nette, hübsche, angepasste Mädchen werde, wie ich es vor der Therapie war. Manchmal habe ich sogar das Gefühl, er fängt an, Respekt für mich zu empfinden, nachdem ich mich nicht mehr von ihm beherrschen lasse.«

»Mein Vater ist der größte Ignorant gegenüber seinen eigenen Fehlern und der brutalste Kritiker, wenn es um Fehler und Schwächen anderer geht. Wir haben materiell alles von ihm bekommen, was man sich nur denken kann, sonst nichts, aber auch gar nichts. Dennoch hält er sich für den besten Vater der Welt. Er saß beim Väterfrühstück gelangweilt und selbstherrlich, als ginge ihn das alles nichts an. Dass mein Bruder aus sämtlichen Schulen geflogen ist, meine Schwester auch essgestört war, meine Mutter trinkt, wird vor der Umwelt verheimlicht, und darum existiert es nicht. Wir sind die beneidenswerte, wohlhabende, gepflegte Idealfamilie. Nach dem Frühstück hat er es doch tatsächlich fertig gebracht, mir zu sagen, dass er es gut verstehe, warum die anderen Frauen krank geworden seien bei all den familiären Problemen. Nur ich, ich hätte absolut keinen Grund bei dem, was er mir alles im Leben geboten hätte. Ich habe es aufgegeben zu hoffen, dass mein Vater endlich begreift, wie öde und leer unser Haus ist, und dass sein Anteil an unserem Unglücklichsein und unserer Unzufriedenheit nicht klein ist.«

Erlebte Therapie

Constanze:

»Als ich nach der Tagklinik und der ambulanten Phase wieder nach Hause zurückzog, getrauten sich einige meiner Bekannten zu fragen: Was hast du da eigentlich die ganze Zeit in dieser Klinik gemacht? Das war auch meine brennendste Frage vor dem großen Tag X, an dem die Therapie im TCE beginnen sollte.

Während der Motivationsphase trafen wir uns einmal wöchentlich zum ›Beschnuppern‹. Therapie bestand für mich nur in dem alten Klischee des Freudschen Sofas. Am TCE stand alles, was gesagt wurde, in einer geschützten Öffentlichkeit. Wir saßen uns im Stuhlkreis gegenüber. Das kostete einige Überwindung. In meinem Erstgespräch war es wie eine Erlösung, endlich über mein offensichtliches Geheimnis zu sprechen. Ich musste nicht mühsam erklären, was sonst jeder verurteilte und mit Unsicherheit und Aggression beantwortete. In diesem Kreis, wo für mich anfangs nur Namensschilder standen, war das etwas anderes. Jeder hatte sein Geheimnis, und doch wusste jeder von dem anderen. Ich fühlte mich durchschaut, und ich hatte Angst, aber gleichzeitig hatte ich das Gefühl, angekommen zu sein und verstanden zu werden, und das machte mir Mut.

Der erste Morgen der Therapie, der so traurig mit dem Abschied von meinem Freund am Bahnhof begonnen hatte, wurde freundlicher und entspannter, als die ganze Patientinnengruppe vor dem Frühstück gemeinsam tanzte. Ich konnte erst einmal ankommen und noch ein wenig für mich sein. Dennoch merkte ich, dass es schön war, die Patientinnen bereits von der Motivationsgruppe zu kennen. Ich konnte mich der schon vertrauten Gruppe einfach anschließen und unendlich viele Fragen stellen. Mein erster Therapiebaustein war die Kunsttherapie. Ich sollte meinen Namen auf ein Plakat malen. Während ich malte, merkte ich, dass ich seit dem Abitur – ich hatte Kunst-Leistungskurs – keinen Stift mehr in der Hand gehalten hatte. Im Tun merkte ich, was ich vermisst hatte. Im Laufe der Therapie eroberte ich mir den Kunstraum. Es gab so viele Möglichkeiten. Wir fertigten Plastiken an, konnten mit Farbe um uns klatschen oder in der kreativen Therapie Geduld an der Nähmaschine proben oder tun, wozu wir Lust hatten.

Die Kunsttherapie war das, was mich als Erstes berührte. Für die Bilder, die beim Malen in eine Sackgasse geraten waren, gab es immer einen Ausweg. In den Gesprächen konnte die Gruppe oft Gefühlszustände aus meinen Bildern lesen, die ich so nie hätte formulieren können, oder sie hatte Ideen, wie ich das Bild verändern könnte. Es kostete einige Zeit, aber dann konnte ich diese Fähigkeiten, im Bild etwas zu verändern, auf mein wirkliches Verhalten übertragen, und wurde mutiger, etwas auszuprobieren. In der Kunsttherapie wurde mir oft bewusst, wie sich meine eigene Empfindung von meinem Verhalten und Wirken unterschied. Aus einem Kunstworkshop nahm ich etwas mit, was ich nur im gemeinsamen Tun mit der Gruppe wirklich spüren konnte: ›Zwischen Schwarz und Weiß liegen viele Farben.‹ Wir hatten einen ganzen Vormittag und Nachmittag, in denen wir nur mit den Grundfarben experimentieren sollten. Immer, wenn jemand von uns glaubte, eine neue Farbe gefunden zu haben, konnte sie sie auf eine Leinwand auftragen, die die Länge des Zimmers einnahm und wie ein Triptychon angeordnet war. Ganz links war ein schmaler Balken schwarz, ganz rechts auf der Leinwand ein Balken weiß. Im Lauf des Tages füllte sich die Wand mit einem Farbmosaik, das von links nach rechts immer heller wurde. Wiederum im Malen eröffneten sich so viele Möglichkeiten, Nuancen zu schaffen. Und auch die Gruppe eröffnete erst die Möglichkeit, diese Wand zu füllen. Bei schweren Entscheidungen habe ich oft dieses Bild vor Augen.

In der Therapie half es mir, mich aus eingefahrenen Denkweisen zu ziehen. Zum Beispiel in der Körpertherapie: Bislang war ich der Meinung, Kosmetik sei Firlefanz. Ich merkte aber bald, dass ich nur keine Ahnung von diesen Dingen hatte. Mit Anja, meiner Mitbewohnerin in der therapeutischen Wohngemeinschaft, stand ich stundenlang vor dem Spiegel und übte oder ließ mich schminken. Wir tauschten Kleider und probierten aus, worin wir uns wohl fühlten und was uns stand. Ich nahm in der therapeutischen WG auch Maß an den anderen, wie lange sie im Bad brauchten, und nahm mir mehr Zeit dafür für mich heraus. Aber die Körpertherapie war nicht nur Kosmetikübung. Ich begann, meinen Körper zu fühlen. Ich nahm wieder Nähe zu anderen wahr, zum Beispiel durch Vertrauensübungen, die auch richtig schön sein konnten. Einmal sollten wir uns blind durch den Luitpoldpark führen und an Pflanzen riechen. Oft verschwendeten wir die Zeit in der Körpertherapie dazu, um bei einer vorgelesenen Geschichte zu entspannen, ins Freibad zu gehen oder zu tanzen.

Meine therapeutische WG war oft ein wohltuender Rückzugsort für mich. Aber sie ähnelte nicht mehr der ›Festung‹, die ich mir zu Hause in meiner Krankheit gebaut hatte. Es gab Abende, da kam ich weinend nach Hause oder ich war furchtbar aufgekratzt. Aber es war egal. Egal, wie ich mich fühlte, immer war jemand für mich da. Wenn es dann einmal krachte, gab es noch die Möglichkeit der WG-Besprechung. Anfangs war es ungewohnt, über das alltägliche Wohnen zu reflektieren, aber dafür erfuhr ich auch einiges über meine alltäglichen Marotten.

Mit der Zeit wurde unsere Gruppe in der tagklinischen Phase immer aktiver, etwas gemeinsam zu unternehmen. Wir gingen ins Theater, Kino, Eisessen oder trafen uns zum Spielen. Eine besonders lustige Aktion der Singgruppe war ein ›Auftritt‹ auf dem Marienplatz. Von dem Erlös gingen wir ins nächste Café.

Was mir während mancher Durststrecke in der Therapie wie eine Mühle vorkam, ist heute für mich in der Rückschau eine ausgewogene Tagesstruktur aus Arbeiten und Ruhe. Jeder Tag bestand aus Therapiebausteinen, Ruhepausen und Freizeitaktivität am Abend. Die Woche hatte wiederum ihre Struktur, aus ›angenehmen‹ und ›unangenehmen‹ Tagen. Dieser Rhythmus verschaffte mir die Sicherheit, dass alles irgendwie weiterging. So anstrengend die Therapie war, sie war für mich Erholung von den Zwängen, die ich mir in der Krankheit auferlegt hatte. Mit der Therapie nahm ich mir eine ›Auszeit‹, in der ich alles neu überdenken konnte: meine Familie, mein Studium, wie ich wohnen wollte, mit wem ich Umgang haben wollte, und wer ich selber bin.

Heute, ein Jahr später, finde ich mich auch ohne den geschützten Rahmen der Therapie wieder zurecht im normalen Leben. Das liegt daran, dass einige der Mitpatientinnen meine Freundinnen geblieben sind. Inzwischen ist es leicht geworden, mich ihnen anzuvertrauen, weil es keine ominösen Geheimnisse mehr um mich gibt. In der Therapie musste ich viele dunkle Punkte an mir anschauen, die ich vorher nicht hatte sehen wollen. Aber dennoch – es kam so viel an Leben und Freundschaft dazu, dass ich mich beinahe gern an die Tagklinik erinnere.«

Kirsten:

»Ich war magersüchtig und habe bis vor wenigen Monaten in der therapeutischen Wohngemeinschaft vom TCE gewohnt. Zusammen mit Annette, die auch im TCE und essgestört war, wohne ich nun in einer ›normalen‹ Wohngemeinschaft in der Innenstadt, zusammen mit zwei Studenten.

Die Magersucht aufzugeben war ein langer Prozess, bis einige Monate vor meinem Auszug. Ich konnte immer nur ein kleines Stückchen von meinen Symptomen aufgeben und dann versuchen, ohne dieses Stückchen Magersucht zu leben. Und immer dann, wenn ich wieder etwas mehr Halt, mehr Sicherheit, mehr Zufriedenheit in mir gespürt habe, dadurch, dass ich gleichzeitig in vielen anderen Lebensbereichen etwas verändert habe, versuchte ich noch ein Stück mehr aus der Krankheit herauszukommen, wagte ich einen neuen Schritt.

Lange konnte ich mir nicht vorstellen, dass ich jemals normal, das heißt, nach Appetit und Hunger, würde essen können. Noch viel weniger konnte ich mir vorstellen, dass ich es jemals ertragen könnte, mit so einem ›hohen‹ Körpergewicht zu leben, mit so relativ wenig Kontrolle über das Essen, vor allem nach all den Niederlagen im letzten Jahr in der Schule, was Leistung angeht. ›Niederlage‹ hieß bei mir immer, nicht meine absolute Höchstleistung zu erbringen. Ich habe gerade das Abitur mit 1,6 bestanden. In der Magersucht war für mich nur ein 1,0-Abitur vorstellbar.

Tagtäglich spüre ich nun, dass ich einen immer festeren inneren Halt, was das Essen angeht, gewinne. Es klappt nicht immer alles hundertprozentig, aber ich spüre sehr schnell, wenn etwas zu wanken beginnt, und ich weiß, was ich dagegen unternehmen muss.

Eine sehr sehr große Hilfe und Stütze ist das Wohnen-, Essen- und vor allem Sprechenkönnen mit meiner besten Freundin Annette aus dem TCE. Sie hat schon in der therapeutischen Wohngemeinschaft eine entscheidende Rolle bei meiner Symptomaufgabe gespielt, weil sie für mich immer ausgestrahlt hat: Das Leben ist so schön ohne Magersucht! Außerdem war das Gemeinschaftsgefühl sehr wichtig. Ich habe gespürt, dass sie nicht mit mir konkurriert hat, und ich habe deswegen eine sehr wertvolle Beziehung zu ihr aufbauen können. Was Leistung angeht, bin ich immer noch ziemlich ehrgeizig, aber in einem Maß, das für mich schaffbar und o.k. ist und mich in der Regel nicht überfordert. Ich weiß, dass ich gute Leistungen erbringen kann, ohne in allen anderen Lebensbereichen dafür zurückstecken zu müssen. Leistung ist mir wichtig, aber immer in dem Rahmen, dass ich gleichzeitig mein Leben genießen und Dinge unternehmen kann, die mir Spaß machen, mir Lebensfreude und Kraft geben. Ich glaube sagen zu können, dass ich nie mehr in die Magersucht zurück möchte, in die Zeit, in der mein Leben nur auf Leistung und Hungern ausgerichtet war, weil ich inzwischen das Leben viel zu sehr lieben gelernt habe.

Familie: Ich war immer sehr auf meine Familie fixiert, habe mich in den unterschwelligen Schlingen meiner Mutter über 800 km hinweg fest gefangen gefühlt. Ich hatte das Gefühl, sehr schuldig zu sein, weil ich meinen Bruder alleine gelassen habe, und wollte mir nie die Blöße vor meinem Vater geben, dass ich es nicht schaffe, so viel zu leisten, wie er es von mir erwartet hat. In den Therapiesitzungen ging es immer wieder um meine Familienverhältnisse, die verstrickten Beziehungen, alte und neue Probleme, alte und neue Dramen.

In der Zeit, als ich begonnen habe, mich in der therapeutischen Wohngemeinschaft wohl und daheim zu fühlen, habe ich meine Familie in meinem Denken mehr ins Abseits gedrängt. Je mehr ich in der WG ein Zuhause fand, umso mehr spürte ich, wonach ich mich immer gesehnt hatte. Ich habe anfänglich alles getan, um Besuche in den Norden zu meiner Familie und Telefongespräche zu vermeiden. Ich hatte Angst, meine Familie könnte mir mein neues Leben, das ich gerade ganz behutsam anfing, wieder zunichte machen. Inzwischen komme ich auf die Distanz mit meinen Eltern zurecht, ich kann mich gut abgrenzen und mein neues, freies, eigenständiges Leben verteidigen und genießen.

Am schwersten fällt es mir noch mit meiner Mutter. Ich mache mir immer wieder Sorgen um sie, weil ich das Gefühl habe, wie schon als kleines Kind, mich um sie kümmern zu müssen, weil sie es selbst nicht tut und niemanden anderen hat, dem sie vertraut und den sie an sich heranläßt. Ich bin aber nicht mehr bereit, die Verantwortung für ihr Leben zu tragen. Ich habe es zu lange getan und bin heute der Überzeugung, dass jeder sein Leben leben muss und dafür verantwortlich ist. Mein Vater spielt mit dem Gedanken, mehr in den Süden zu ziehen. Das macht mir Angst. Ich habe Angst, dass er mir meine neu gewonnene Freiheit wieder nehmen will, mich viel zu sehr für sich einnimmt, mich wieder kontrolliert und mir ein schlechtes Gewissen macht. Trotzdem weiß ich, dass ich inzwischen stark bin, dass ich mit allen Mitteln versuchen werde, mich abzugrenzen und mein eigenes, neues Leben zu schützen. Ich fühle mich stark, vor allem, weil ich weiß, dass es das TCE gibt, auch wenn ich meine Therapie dort abgeschlossen habe.«

Laura:

»Seit ich die Tagklinikphase beendet habe, hat sich viel verändert. Ich würde sagen, durch die Therapie am TCE habe ich neue Wege kennen gelernt, wie ich mein Leben leben kann. Nun muss ich das alles ausprobieren.

Natürlich ist seit der Tagklinikphase nicht alles nur bergauf gegangen. Ich hatte auch einen Rückfall. Plötzlich hatte ich wieder Probleme mit dem Essen und habe sogar abgenommen. Nachdem ich mir Hilfe im TCE geholt hatte, habe ich gemerkt, dass es daran lag, dass ich trotz allem immer noch eine zu große Stütze in meinem Äußeren gesehen habe. Es war mir einfach noch zu wichtig, gut auszusehen und dünn zu sein. Wenn es mir gut ging, hatte ich dieses Gefühl nicht, aber wenn ich mich in einer schwierigen Situation befand, war es da. Deshalb habe ich mir eine Liste gemacht, auf der alle Eigenschaften stehen, die ich an mir mag, und im Notfall lese ich mir diese Liste durch. Auf diese kann ich mich nun stützen und brauche nicht mehr mein Äußeres. Außerdem spreche ich sofort mit meinen Freundinnen aus dem TCE, wenn ich mich in meinem Körper unwohl fühle und merke, dass mir das Essen wieder schwerer fällt. Das hilft mir sehr. Ich habe auch mit anderen Symptomen keine Schwierigkeiten mehr. Früher war es mir extrem wichtig, Leistung zu erbringen, besonders auf schulischer Ebene. Mittlerweile habe ich diesen Druck fast komplett abgebaut. Besonders die neunte Klasse, die ich wiederholt habe, hat mir sehr geholfen, denn während dieses Jahres hatte ich Zeit, viel auszuprobieren, zum Beispiel manchmal gar nicht zu lernen und dann eine schlechte Note zu akzeptieren. Und bald war ich mit meinen Freunden so sehr beschäftigt, dass die Schule nicht mehr so wichtig war. Ab und zu habe ich zwar immer noch einen gewissen Druck und bin nervös vor Arbeiten, aber dann kann ich mit meiner Freundin aus der Schule darüber sprechen, und sie hilft mir. In die Versuchung, zu viel zu lernen, komme ich nicht mehr, da ich keine Lust mehr darauf habe und außerdem viele Aktivitäten, die mir wichtiger sind. Auf jeden Fall spüre ich jetzt, wann ich mich diesem Druck aussetze, und versuche dann auch mit der Hilfe anderer, diesen Druck loszuwerden und einen anderen Weg zu finden.

Insgesamt bin ich viel selbstständiger und selbstbewusster geworden, auch gegenüber meinen Eltern. Ich kann meinen eigenen Weg gehen und ihnen sagen, was mir nicht gefällt oder was ich machen möchte. Aber auch sie sagen mir direkt, wenn ich etwas falsch gemacht habe, und wir können darüber diskutieren. Doch manchmal ist mir dieses Selbstständigsein auch sehr anstrengend. Dann würde ich am liebsten die Verantwortung für mein Leben wieder meinen Eltern übergeben. Aber die wollen das gar nicht mehr, und wenn ich ein Problem dann allein gelöst habe, bin ich auch sehr stolz auf mich. Die Beziehung zu meiner Mutter ist sehr gut, aber nicht mehr zu eng. Sie ist nicht mehr meine einzige Gesprächspartnerin, meine beste Freundin. Viele Dinge erzähle ich ihr gar nicht, weil sie sie nicht mehr versteht. Manchmal merke ich, dass zwischen uns noch altvertraute Verhaltensweisen existieren, wie zum Beispiel, dass sie mein Verhalten gegenüber meinen Freunden kritisiert, obwohl es sie gar nichts angeht. Das liegt wahrscheinlich daran, dass sie zu lange mein Leben mitgelebt hat. Doch ich kann mit ihr darüber sprechen, und sie nimmt es auch an. Und dann wieder lege ich zu viel Wert auf ihre Meinung, und sie sagt es mir dann, damit ich lerne, das zu tun, was ich selber für richtig halte. Mit meinem Vater ist es oft noch schwierig, da er ein sehr distanzierter Mensch ist. Ich wünsche mir oft eine nähere Beziehung zu ihm, habe aber eingesehen, dass ich nicht zu große Erwartungen auf einmal haben darf. Vor der Krankheit konnten wir gar nicht miteinander sprechen. Wenn ich heute etwas von ihm will, spreche ich ihn an und warte nicht, bis er auf mich zukommt, oder ich lade ihn ein, etwas mit mir zu unternehmen. Mit meinem Bruder habe ich eine fabelhafte Beziehung, ihm kann ich alles erzählen, und wir helfen uns oft gegenseitig.

Ich habe schon oft darüber nachgedacht, was gewesen wäre, wenn ich nicht krank geworden wäre. Ich glaube, ich bin froh, dass es so gekommen ist und nicht anders. Ich bin ein anderer Mensch geworden. Ich bin viel offener, selbstbewusster, lebensfroher. Ich habe sogar seit kurzem einen Freund, was ich früher nie für möglich gehalten hätte. Ich denke, dies konnte erst passieren, nachdem ich angefangen habe, mich selber zu lieben. Jetzt habe ich eine ganz neue Ausstrahlung und kann auch Liebe an andere weitergeben.«

Vater von Laura:

»Ich bin fünfzig Jahre alt, seit zwanzig Jahren verheiratet. Akademische Ausbildung, geradlinige, erfolgreiche berufliche Laufbahn; zwei Kinder, die durch mehrjährige Auslandsaufenthalte multikulturell aufgewachsen sind. Die Erziehung der Kinder erfolgte weitgehend durch die Mutter. Hierzu gab es ein klares Rollenspiel in der Familie: Vater war für Beruf, Mutter für Familie zuständig. Die Kinder sind in wohlbehütetem Umfeld aufgewachsen, materielle Beschränkungen gab es nicht. Durch mehrmalige Wechsel des Wohnortes waren sie gezwungen, sich immer wieder neuen Herausforderungen anzupassen, was zweifelsohne einen gewissen Leistungsdruck erzeugte. Überhaupt waren Leistung und Disziplin Tugenden, die in der Familie, zum Teil auch unausgesprochen, hoch bewertet wurden. Über Gefühle und Emotionen wurde wenig gesprochen, noch weniger wurden sie offen gezeigt. Die Freizeitaktivitäten, die eher knapp bemessen waren, wurden, teilweise auch durch die besonderen Verhältnisse im Ausland bedingt, meist gemeinsam betrieben. Auf die besonderen Bedürfnisse und Wünsche der Kinder wurde nicht speziell Rücksicht genommen.

Krankheit meiner Tochter

In der ersten Phase habe ich die Krankheitssymptome nicht wahrgenommen oder als solche nicht wahrnehmen wollen. Auch hier hat zunächst, wie bei den übrigen Problemen der Erziehung, die Mutter die Initiative ergriffen. Ich habe zunächst auch nicht die Bedeutung und Ernsthaftigkeit der Krankheit gesehen und mit Verärgerung auf das ›komische Verhalten‹ meiner Tochter reagiert. Erst bei einem kurzen gemeinsamen Urlaub, bei dem ich meine Tochter auch im Badeanzug sah und ich ihr Essverhalten über mehrere Tage selbst erlebte, wurde mir klar, dass sie Hilfe brauchte. Zu diesem Zeitpunkt war ich mir allerdings noch nicht bewusst, dass meine Tochter seelisch erkrankt war. Überhaupt fühlte ich mich relativ hilflos, was die Krankheit meiner Tochter anging. Auf Initiative meiner Frau haben wir verschiedene Gespräche mit Therapie-Institutionen geführt, ohne jedoch das Gefühl zu bekommen, etwas Positives für unsere Tochter bewirken zu können. Ich befand mich wie eigentlich selten zuvor in meinem Leben in einer Situation, die ich nicht kontrollieren und beherrschen konnte. Ich fühlte mich hilflos und ohnmächtig zugleich, ohne dieses jedoch zeigen zu können und zu wollen. Insofern war ich sehr froh und erleichtert, als der Kontakt mit dem TCE entstand und mir das Gefühl vermittelt wurde, dass meine Tochter hier geheilt werden kann. Es war, als ob mir eine Last abgenommen wurde, von der ich wusste, dass ich sie nicht allein tragen kann.

Bei unserer Tochter hat die Therapie am TCE relativ früh zu einem positiven Verhaltens- und Stimmungsumschwung geführt. Das hat mir anfänglich das Gefühl vermittelt, der Genesungsprozess schreite zügig und planmäßig voran. Dass dieses Denken zu voreilig und vordergründig war, wurde mir eigentlich erst klar, als ich mit meiner Tochter erstmals an dem sogenannten ›Väterfrühstück‹ teilnahm und mir meine Tochter erstmals öffentlich und offen bekannte, was sie an mir vermisste: Wärme, Zuneigung, Liebe und die Fähigkeit, Gefühle zu zeigen. Sie machte mir klar, dass sie sich in meiner Nähe unbedeutend, unverstanden und unbeachtet fühlte. Mich machten diese Bekenntnisse meiner Tochter betroffen, zumal ich immer der Meinung war, ein gutes Verhältnis zu meinen Kindern zu haben. Stärker als die persönliche Betroffenheit war jedoch die plötzliche Erkenntnis, dass meine Tochter nicht nur an der bekannten Ess-Störung leidet, sondern dass sie seelisch erkrankt ist und mich um Hilfe bittet. Und mir wurde mit einem Mal auch klar, dass ich ihr helfen konnte. Das hat mir neben aller Betroffenheit Mut und Zuversicht gegeben. Ich fühlte mich plötzlich nicht mehr als der hilflose Außenseiter bei der Krankheit, sondern als ein wichtiger Baustein in der Therapie. Wenn ich auch nicht sofort wusste, wie ich meiner Tochter helfen konnte, so erkannte ich doch, dass ich ihr helfen konnte. Natürlich habe ich mich nicht von heute auf morgen geändert, aber ich habe zumindest begonnen, das Gespräch mit meiner Tochter zu suchen, und, was mich sehr glücklich machte, sie hat dieses auch angenommen. Ganz wichtig für mich war dann auch die Teilnahme an der Familientherapie. Hierbei habe ich sehr viel über die Hintergründe der Krankheit gelernt und somit erkannt, wie wichtig mein eigenes Verhalten und das Verhalten in der Familie für die Überwindung der Krankheit ist.

Danach: neue Perspektiven

Heute hat meine Tochter ihre Therapie weitgehend erfolgreich abgeschlossen, zumindest sind wir sehr zuversichtlich, dass es so ist. Und sind wir heute auch eine andere Familie? Ich glaube ja, auch wenn die Veränderungen nicht schlagartig eingesetzt haben, sondern sich eher allmählich vollzogen. Wir bemühen uns heute, unser Familienleben bewusster zu gestalten. Gegenüber früher nehmen wir uns heute stärker wahr, sind mehr am anderen interessiert. Was vielleicht am wichtigsten ist: Wir sprechen heute mehr miteinander, sprechen offen aus, was uns am anderen gefällt und was uns nicht gefällt. Wir haben gelernt, dass Gefühle und Emotionen nicht verborgen bleiben dürfen; sie sind kein Zeichen von Schwäche, im Gegenteil. Vielleicht gelingt es uns nicht immer, unsere neuen Erkenntnisse richtig umzusetzen, doch sprechen wir einander das Bemühen nicht mehr ab, es tun zu wollen. In Bezug auf die Kinder hat ein deutlicher Bewusstseinswandel eingesetzt. Wir sehen sie heute stärker als eigenständige Persönlichkeiten, die ein Recht darauf haben, ernst genommen zu werden. Wir haben erkannt, dass unsere Rolle als Eltern neu definiert werden musste: weniger unfehlbar und bestimmend, selbstkritischer und toleranter. Diese Erkenntnis war nicht einfach und ist auch nicht über Nacht gekommen. Auch wir haben einen sehr schwierigen Lernprozess durchmachen müssen, der sicher auch noch nicht abgeschlossen ist. Wir haben aber alle das Gefühl, durch die Krankheit unserer Tochter sehr viel gelernt zu haben, was auch für unser eigenes Leben sehr wichtig ist. Insofern haben wir die Krankheit auch als Chance begriffen, unser eigenes Leben in gewissen Aspekten neu auszurichten. Dabei quälen uns auch heute keine Schuldgefühle mehr, früher etwas falsch gemacht zu haben. Wir machen die Dinge heute eben anders, und davon profitieren wir alle. Unsere Tochter ist heute sehr viel freier und selbstbewusster. Ich habe mit ihr ein deutlich offeneres Verhältnis entwickeln können. Dennoch merken wir beide, dass wir uns bemühen müssen, nicht wieder in alte Verhaltensschemata zu verfallen.

Selbsthilfe-Initiative

Meine Frau und ich beteiligen uns heute aktiv an der Selbsthilfe-Initiative für Angehörige Essgestörter. Wir tun dieses, weil wir glauben, durch unsere persönlichen Erfahrungen mit der Krankheit anderen Betroffenen helfen zu können. Zugleich gibt uns diese Betätigung immer wieder die Möglichkeit, uns sozusagen selber den Spiegel vorzuhalten und unser eigenes Verhalten zu überprüfen. Uns wird bei den gemeinsamen Sitzungen ständig bewusst, wie hilflos die meisten Eltern sich gegenüber ihren erkrankten Kindern verhalten. Die wenigsten sind bereit, auch Verhaltensfehler bei sich selbst zu suchen oder gar solche einzugestehen. Die meisten kommen in die Selbsthilfegruppe, um quasi Patentrezepte für die Bewältigung der Krankheit bei uns abzuholen. Da es diese aber nicht gibt, kommen viele nach dem ersten Besuch nicht wieder. Vielen fällt es schwer, die Ess-Störung als seelische Erkrankung zu akzeptieren, deren Ursachen meist auch in den Familien liegen. Deshalb versuchen wir, diese Aspekte in den Mittelpunkt unserer Diskussionen zu stellen. Leider erleben wir nicht sehr häufig, dass wir mit unseren Argumenten andere Eltern zu bewussten Verhaltensänderungen bewegen können. Aber die Fälle, in denen dieses gelingt, geben uns Motivation und Zuversicht, diese Arbeit fortzusetzen. Letztlich haben wir doch alle ein gemeinsames Ziel: unseren Kindern zu helfen, ihre Krankheit zu überwinden, um glückliche und lebensbejahende Menschen zu werden. Die Erkenntnis, hierzu wesentlich beitragen zu können, ist eine ungeheure Motivation.«

Mutter von Laura:

»Meine Eltern hatten einen Bauernhof, auf dem wir Kinder tüchtig mithelfen mussten, was mir nie so viel Spaß gemacht hat. Ich habe neun Schwestern und drei Brüder. Wir Kinder wurden zu Anpassung, Ehrlichkeit, Freundlichkeit, Höflichkeit und Korrektheit erzogen. Wir haben früh gelernt, uns in eine Gemeinschaft einzufügen.

Nach achtjähriger Berufstätigkeit als Hauswirtschaftslehrerin fühlte ich mich alt genug, eine Familie zu gründen, und gab meinen Beruf auf. Von Anfang an war die Rollenverteilung klar: mein Mann als Ernährer der Familie, ich als Hausfrau und Mutter. Es kam, wie ich es geahnt hatte: Wir zogen hin und her, und ich hielt meinem Mann den Rücken frei für seine berufliche Weiterentwicklung. Wir hatten kein gemeinsames Hobby und keinen gemeinsamen Freundeskreis. Die ersten Jahre, als meine Kinder klein waren – wir haben eine Tochter und einen Sohn –, waren für mich sehr schwer. Machmal denke ich, es waren die traurigsten Jahre meines Lebens. Irgendwann offenbarte mir mein Mann, dass wir ins Ausland gehen. Ich hatte das Gefühl, ins kalte Wasser geworfen zu werden, und ich musste sehen, wie ich zurechtkam. Im Nachhinein waren die acht Jahre im Ausland eine wunderbare Erfahrung.

Mein Mann hat sich von Anfang an aus der Kindererziehung rausgehalten und mir diese Aufgabe überlassen. Ich habe mich auch nicht damit überfordert gefühlt, im Gegenteil, mir hat es gefallen, dass er sich nicht einmischte. Mein Mann hat auch nie meinen Erziehungsstil kritisiert. Ich war konsequent und habe meinen Kindern Grenzen gesetzt und sie früh zur Eigenverantwortung erzogen. Wir Eltern haben viel Disziplin erwartet, mein Mann manchmal zu viel. Ich habe mit den Kindern häufig etwas unternommen und mich befreundeten Familien angeschlossen, wenn mein Mann nicht da war. Oft habe ich mich als Alleinerziehende gefühlt.

Nach Deutschland zurückgekehrt, beobachtete ich eine Zeit lang bei unserer Tochter ein merkwürdiges Essverhalten, was ich zunächst als Umstellungsproblem abtat. Irgendwann aber hatte ich das Gefühl, dass sie essgestört sei, und sprach sie darauf an. Obwohl meine Tochter das Essproblem bestätigte, glaubte ich, es allein mit ihr lösen zu können. Bis ich aber erkannte, dass dies nicht möglich war. Meinem Mann hatte ich von der Magersucht unserer Tochter erzählt, ihn aber nicht weiter damit konfrontiert. Inzwischen hatte ich Literatur zu diesem Thema besorgt, und mir wurde klar, dass wir dieses Problem gemeinsam lösen mussten, was ich meinem Mann ganz deutlich klar machte. Außerdem fühlte ich mich überfordert und wollte die Verantwortung nicht allein übernehmen. Mein Mann informierte sich auch über die Krankheit und erkannte, dass eine Ess-Störung eine sehr ernst zu nehmende Krankheit ist. Wir hatten einige Sitzungen in einer Selbsthilfeorganisation, die nicht so vielversprechend verliefen. Dann bekam ich von einer Psychologin die Adresse vom TCE. Wir hatten das Glück, dass unsere Tochter sich ohne viel Zureden einen Termin geben ließ und bereit war, eine Therapie zu machen. Geholfen hat sicherlich auch, dass ich mir von meiner Tochter nichts habe vormachen lassen und keine Zugeständnisse bezüglich ihrer Ess-Störung gemacht habe. Damit hatte ich ihr die Chance genommen, ihre Krankheit voll auszuleben. Außerdem habe ich die Ess-Störung unserer Tochter nie verleugnet und ganz offen und realistisch darüber gesprochen, auch wenn sie nicht damit einverstanden war. Das Konzept vom TCE gefiel uns sehr gut, und ich hatte von Anfang an das Vertrauen, dass unsere Tochter hier gesund werden könnte.

Als die Therapie begonnen hatte, spürte ich sofort, dass sich unsere Tochter im TCE sehr wohl fühlte, und war sehr glücklich darüber. Ich setzte mich intensiv mit der Krankheit auseinander, besorgte mir viel Literatur zu dem Thema, um ja keinen Fehler zu machen, der den Therapieerfolg hätte beeinträchtigen können. Da unsere Beziehung viel zu eng war, hielt ich mich ganz bewusst zurück. Am Anfang erzählte unsere Tochter viel von der Therapie, ich hörte ihr einfach zu. Ich machte ihr Mut, wenn sie mutlos werden wollte, und stützte sie, wo ich nur konnte. Mein Mann hielt sich sehr zurück. Ich erklärte ihm einfach alles, was ich aus der Literatur wusste, und spürte, dass er sehr interessiert war. In der Therapie gab es dann eine Phase, in der meine Tochter mich stark ablehnte. Dann schaltete ich meinen Mann ein, und es funktionierte wunderbar. So fanden Vater und Tochter einen neuen Zugang zueinander, und plötzlich war ich gar nicht mehr gefragt, was mir sehr gut tat. Endlich konnte ich einmal verschnaufen! Meine Tochter war sehr glücklich, als der Papa seine Zustimmung zur Familientherapie gab, und auch ich freute mich darüber, dass mein Mann endlich erkannt hatte, dass auch er eine wichtige Rolle in der Familie spielt. Uns Eltern hat die Familientherapie sehr geholfen, und für unsere Tochter war es der Beweis, dass sie volle Unterstützung von ihren Eltern hatte.

Als ich mich mit der Literatur über Ess-Störungen auseinander setzte und über die Probleme in essgestörten Familien las, kamen mir viele der beschriebenen Verhaltensweisen in Familien mit einer essgestörten Tochter vertraut vor. Vieles erkannte ich in unserer Familie wieder, manches wollte ich längst verändert haben, wie zum Beispiel:

keine Gefühle zeigen und nicht über Gefühle sprechen,
Zurückgezogenheit,
viel zu viel Disziplin,
übertriebenes Leistungsdenken,
Konflikte, die bestehen, nicht austragen und bewältigen,
Harmonie in der Öffentlichkeit,
Familienrituale,
kaum Austausch von Zärtlichkeiten.

Es kommt mir manchmal so vor, als öffnete ich einen Schrank mit vielen Schubladen und räumte jeden Tag eine neue Schublade auf, das heißt, ich spreche heute alle meine Probleme und meine Gefühle offen und klar aus und bin konsequent dabei. Unsere Kinder sind inzwischen sehr selbstständig. Sie brauchen mich immer weniger, und ich kann mich mehr und mehr um mich selbst kümmern. Ich habe viele Aktivitäten, ich bin offen für neue Dinge, ich habe Freunde im In- und Ausland und kann mich gut beschäftigen. Die Arbeit in der Selbsthilfeorganisation macht mir Spaß, und auch die Beratungstätigkeit ist eine interessante Aufgabe. Ich habe das Glück, nicht arbeiten zu müssen, und wenn ich das möchte, findet sich bestimmt etwas. Ich liebe das Leben und ich genieße das Leben, und das versuche ich meinem Mann zu vermitteln. Was die Kinder betrifft, habe ich großes Vertrauen, dass beide ihren Weg gehen werden, und das ist ein wunderbar beruhigendes Gefühl. Heute, zwei Jahre nach der Therapie, habe ich das feste Vertrauen, dass unsere Tochter ihr Leben meistern wird, und dieses Gefühl haben zu können, ist wunderbar. Es beweist mir auch, dass die Unterstützung während der Krankheit durch die Familientherapie unserer Tochter und auch uns sehr geholfen hat.

Selbsthilfe-Initiative

Seit einem Jahr leite ich zusammen mit meinem Mann eine Selbsthilfegruppe Angehöriger Essgestörter, was ich gern mache. Dass dies eine sinnvolle Einrichtung ist, zeigt, dass die Gruppe ständig größer wird. Ich bekomme regelmäßig Anrufe von betroffenen Eltern, die Hilfe suchen, denn das Problem Ess-Störung scheint immer mehr zuzunehmen. Leider kommen manche nur ein oder zwei Mal. Scheinbar erwarten sie ein Patentrezept, das es nicht gibt. Immer wieder hören wir von Müttern, dass Väter die Ess-Störung des Kindes als pubertäres Verhalten abtun, das Problem nicht wahrhaben wollen, es ignorieren, Schuldzuweisungen machen und die Mütter mit dem Problem allein lassen. Ich glaube, viele Väter haben nicht den Mut, in die Selbsthilfegruppe zu gehen, weil sie Angst haben, bloßgestellt zu werden, Angst vor Veränderungen oder weil sie sich nicht mit familiären Problemen auseinandersetzen wollen. Viele Eltern glauben auch, wenn das Kind wieder isst und eine normale Figur hat, ist das Problem gelöst. Das ist ein großer Irrtum. Die Krankheit ist nicht über Nacht gekommen, sondern hat sich langsam entwickelt, und deshalb können sich verfestigte Verhaltensweisen nicht von heute auf morgen ändern. Das ist ein langsamer Prozess. Viele Eltern verstehen auch nicht, wenn es mit der Therapie nicht so recht klappt, dass sie vielleicht Fehler machen in ihrem Verhalten ihrem Kind gegenüber. Die Schuldigen sind dann die Therapeuten. Es ist sehr schwer zu vermitteln, dass eine Ess-Störung auch ein Familienproblem ist und dass man in der Familie etwas ändern muss. Was und wie man etwas ändern kann, da gibt die Selbsthilfegruppe Tipps und Ratschläge, aber umsetzen muss es jede Familie für sich selbst.

Ratschläge an Eltern:

- In der Familie muss das Problem offen ausgesprochen werden; man darf es auf keinen Fall verheimlichen.
- Eltern und auch Betroffene sollten sich über die Krankheit informieren, Literatur besorgen, um ein Verständnis für die Krankheit zu bekommen,
- Selbsthilfegruppen aufsuchen.
- Eltern sollten eine gemeinsame Strategie entwickeln im Umgang mit dem essgestörten Kind, damit das Kind spürt, die Eltern sind sich einig. Man muss die Krankheit annehmen, erst dann ist man innerlich bereit zu helfen.
- Keine gegenseitigen Schuldzuweisungen machen, sondern überlegen: Wie können wir helfen, was müssen wir ändern, wie können wir es ändern?
- Während einer Therapie das Kind positiv unterstützen! Das kann man nur, wenn man die Krankheit versteht und sich damit auseinander setzt.
- Einer Therapie Vertrauen entgegenbringen, Misstrauen führt zu starker Verunsicherung des Kindes und beeinträchtigt den Genesungsprozess.
- Keine Sonderregelungen für das essgestörte Kind, die das allgemeine Familienleben beeinträchtigen.
- Konsequent sein in der eigenen Haltung gegenüber dem essgestörten Kind.
- Jemanden zu Rate ziehen, der Einfluss auf das essgestörte Kind hat und eventuell zu einer Therapie motivieren kann.
- Die Krankheit als Chance begreifen, für sich, die Familie und die Partnerschaft, etwas positiv zu verändern.

Viktoria:

»Mit fünfzehn Jahren habe ich angefangen, ganz bewusst wenig zu essen. Eine Diät habe ich im klassischen Sinne nie gemacht. Ich habe dann gleich gar nichts mehr gegessen. Meine Dürre wusste ich mit weiter Kleidung zu verstecken. Neben dem Hungern kam mit sechzehn, siebzehn Jahren auch noch Alkohol hinzu. Heimlich habe ich nachts getrunken, um den nächsten Tag ertragen zu können. Wie ich damit begonnen habe, so habe ich auch damit aufgehört. Nur mit dem Hungern habe ich immer weitergemacht.

Ich war eine gute Schülerin, hervorragende Studentin – die perfekte, wohlerzogene, höfliche Tochter, auf die meine Eltern stolz sein konnten. Und innerlich bin ich vor Einsamkeit, Verzweiflung und Selbstverleugnung jeden Tag ein bisschen mehr gestorben. Diesen Schmerz und diese innere Vereinsamung habe ich nur mit Hilfe des Hungerns ertragen. Hungern tut unglaublich weh. Aber nachdem ich die Magenkrämpfe wieder einmal besiegt hatte, tat nichts anderes mehr weh. Bei alldem habe ich mich vergessen, weggeschoben. Mich, meine Persönlichkeit gab es nicht. Ich war die perfekte Erwartung meiner Eltern – und dabei habe ich in meiner hübschen Hülle gewohnt und mich gehasst. Als auch das Hungern den Selbsthass nicht mehr verdrängen konnte, war ich am Ende. Ich nahm Tabletten, sehr viele. Zu diesem Zeitpunkt hatte ich keine Kontakte mehr zu meiner Umwelt. Ich verbot mir zu schlafen, bestrafte mich mit Schlägen ins Gesicht; ich zwang mich, im Bett zu sitzen, damit ich nicht schlafen konnte. Zum Schluss war ich so gemein zu mir, wie wohl kein anderer Mensch es hätte sein können. So habe ich auch gedacht, dass ich alles aushalte, was andere mir antun. Aber ich habe es nicht ausgehalten. Und meine einzige Rettung war, dass ich Hilfe zugelassen habe. Ohne Therapie im TCE, ohne die Hilfe und den Glauben meiner Freunde, die ich in dieser Zeit gefunden habe, hätte ich nicht den Mut gefunden, wirklich zu leben. Den Tag, an dem ich das erste Mal ein Therapiegespräch im

TCE hatte, feiere ich jedes Jahr wie meinen Geburtstag. Das alles liegt nun Jahre zurück.

Es ist schwer gewesen, sich einzugestehen: Ich brauche Hilfe! Durch ein Buch von Frau Gerlinghoff habe ich gemerkt, dass ich nicht allein bin. Dort habe ich das erste Mal Berichte von Betroffenen gelesen. Meine Verzweiflung und meine Angst, ich könnte wieder versuchen, mich umzubringen, waren meine Motivation zur Therapie. Beim zweiten Versuch, da bin ich mir auch heute noch sicher, hätte mich niemand gefunden, und ich wäre tot.

Tagklinik

Zuerst war die Therapie am TCE eine große Bedrohung für mich. Ich hatte Angst vor den anderen Mädchen in der Gruppe. Überhaupt war ich einer Gruppe nicht gewachsen. Meist habe ich nur still dagesessen und war froh, Menschen um mich zu haben, nicht mehr so schrecklich einsam zu sein. Aber was mich persönlich betraf, war ich lange sprachlos. Oft hatte ich Angst, nicht krank genug zu sein. Es gab viele Tage, in denen ich befürchtete, die Ärzte schickten mich weg, weil ich ›zu gesund‹ bin. Wenn ich mir das heute so überlege, ist das schon abartig. Ich habe mir gewünscht, noch viel kränker und gestörter zu sein, nur damit ich bleiben durfte. Dabei war ich doch schwer krank! Zum Glück haben die Ärzte mich so wahrgenommen, wie ich war: schwer krank, ohne eigene Wahrnehmung, mit völlig abgeschalteter eigener Persönlichkeit. In der Tagklinik habe ich essen gelernt. Ich habe die Verantwortung, das Essen betreffend, einfach an das Therapeuten-Team abgegeben. Das ist mir gar nicht so schwer gefallen. Es ist das Normalste auf der Welt, zu essen und Hunger zu haben. Und ich habe deutlich gespürt, dass mich alle im TCE auch akzeptieren und respektieren, wenn ich esse. Mein Hungern hatte dort seinen Sinn verloren.

Nach der täglichen Therapie hangelte ich mich von ambulanter Gruppe zu ambulanter Gruppe. Am Anfang fand ich es schrecklich, in der Therapie nur in der Gruppe zu sein, und mich auch in dieser Gruppe zu behaupten. Ich war überhaupt nicht in der Lage, mich in dieses soziale Gefüge einzubringen. Beziehungen hatte ich ja nie gelernt. Im Gegenteil, in meiner Familie war es Verrat, Freunde oder Bekannte zu haben. Wenn, gab es nur andere Menschen, mit denen man lernen durfte oder die einen sonst weiterbringen konnten. Aber wahre Beziehungen gab es doch nur in der Familie. Alles andere war nackter Verrat, ein Verstoß gegen die Spielregeln meines Vaters. Und in der Gruppe habe ich vor Augen geführt bekommen, dass ich keine Ahnung hatte, wie Beziehung funktioniert, dass ich ganz allein war, unfähig, Freundschaft oder Partnerschaft zu leben. Das hatte ich einfach nicht gelernt. Der Druck der Gruppe war sehr groß bei mir. Andere öffneten sich schneller. Manchmal verstand ich gar nicht, was sie alle denn von mir wollten. Ich fand mich so brav und nett und habe doch alles gemacht, was man von mir zu erwarten schien.

Es hat lange gedauert, bis ich begriffen habe, dass dort gar nichts von mir erwartet wurde, außer, dass ich mein Leben lebe. Ein gesundes Leben mit Beziehungen, Konflikten, Trauer, Lust, Spaß, Sexualität, Kritik, mit allem, was dazu gehört. Ich hatte keine Ahnung, wie viele Facetten Leben haben kann. Für mich gab es doch nur Erwartungen, die ich zu erfüllen hatte, und Pflichtgefühl mit dem alles überschattenden schlechten Gewissen. In der Gruppe habe ich Schritt für Schritt Beziehungen gelernt. Das war sehr hart für mich, weil ich Angst hatte. Ich habe mein trauriges Leben aufgegeben und musste vertrauen, dass es wirklich ein anderes gibt. Das konnte ich gar nicht glauben. Ich habe innerlich einfach noch einmal laufen gelernt. Bei alldem kam ich mir vor, als kränkte ich meine Eltern. Das wirkte lange Zeit wie eine versteckte Bremse in mir. Noch heute, nachdem ich die Therapie beendet habe, unterhalte ich die engsten Beziehungen zu Frauen aus meiner alten Gruppe. Jede von uns hat ihre persönliche Hölle durchgemacht, und wir sind gemeinsam rausgegangen und haben angefangen zu leben. Wir gehen sehr ehrlich miteinander um und können uns aufeinander verlassen. So eine Erfahrung ist für uns alle neu gewesen. Jede von uns hat ihre Persönlichkeit, und keine andere versucht daran herumzuformen oder die andere in eine Schablone zu pressen, die ihr nicht gerecht wird. Es gab einige, die die Therapie abgebrochen haben und weiter essgestört sind oder in andere Süchte geflohen sind. Das hat mir immer sehr wehgetan. Dann ist immer dieser Schmerz hochgekommen, den ich ja nur zu gut kannte. Das ist ein Schmerz, als wäre die Luft zu schwer zum Atmen, das Gefühl, dass alles schwer ist und auch immer schwer sein wird. Da ist kein Platz für Freude, Lachen oder Freunde. Da ist nur einsames Angepasstsein. Es war manchmal schwer, nicht auch aufzugeben. Der alte Weg war so bekannt. Aber er war nicht eine Sekunde, wirklich nicht eine Sekunde lebenswert.

Nun ist es drei Jahre her, dass ich meine Therapie abgeschlossen habe. Das Wichtigste für mich ist, dass ich mich auch gerade in der Zeit danach weiterentwickelt habe. Für mich war die Therapie wie ein Startschuss, mein Leben selber in die Hand zu nehmen und es eigenverantwortlich zu beeinflussen. Ich habe wirkliche Beziehungen zu anderen Menschen. Aus der Zeit der Therapie habe ich noch immer meine beiden besten Freundinnen. Wir haben eine Nähe zueinander, die sicher nur schwer von anderen erreicht werden kann. Natürlich habe ich auch andere enge Kontakte zu Freunden, die nicht mit meinem ehemaligen Kranksein zu tun haben. Seit zwei Jahren lebe ich in einer festen Partnerschaft; ich bin so mutig gewesen und habe mich auf einen Mann, meine Gefühle, Sexualität und diese enge Bindung eingelassen. Meine Angst davor und all die ›Altlasten‹, die ich aus anderen Beziehungen mit mir herumgeschleppt habe, haben mir das sehr schwer gemacht. Als ich krank war, wusste ich nicht, was Freundschaft und Liebe sind. Heute spüre ich mich, meine Gefühle viel tiefer, klarer und intensiver. Allein um das zu fühlen, lohnt es sich, gegen die Ess-Störung zu kämpfen und sie aufzugeben.

Mit meiner Familie ist es immer noch nicht leicht. Meine

Mutter hat sich sehr in sich zurückgezogen. Vielleicht bin ich ihr ein bisschen unheimlich. Seit Generationen bin ich die erste Frau in unserer Familie, die ihren Weg geht. Bisher waren alle Frauen in der klassischen Opferrolle. Sie haben sich für die Familie, die Karriere des Mannes und die Erziehung der Kinder verleugnet. Ich tue das nicht. Meine Mutter empfindet mich sicherlich als Bedrohung der Welt, die sie für sich aufgebaut hat. Dabei maße ich mir das gar nicht an. Sie hat ihre Entscheidung getroffen, und ich meine. Vielleicht bin ich da weiter als sie. Wir werden nie ein herzliches, offenes Verhältnis haben. Und es wird mich auch immer betroffen machen, wenn sie mir sagt, dass ich ganz schön dicke Hüften hätte und beruflich sowieso scheitern würde. Dann brauche ich einige Zeit, um mir zu sagen, dass ich schöne Hüften habe und beruflich erfolgreich bin – und sie einfach keine Ahnung hat. Mein Vater meint heute noch, ich sei nie krank gewesen. Das alles würde seine heile Welt zu sehr erschüttern. Er versucht noch immer, Macht über mich zu haben. Wir hatten harte Auseinandersetzungen, in denen ich mich durchgesetzt habe. Das ist mir unglaublich schwer gefallen, denn ich habe noch immer das Muster in mir, dass ich ihm auf keinen Fall wehtun darf. Lieber verleugne ich mich selbst. Aber ich hole mir Rat und Rückendeckung bei meinen Freunden, und dann gehe ich vorsichtig weiter auf meinem Weg. Ich habe eine ältere Schwester, die meiner Meinung nach auch schwer essgestört ist, jedoch nie eine Therapie gemacht hat. Sie lebt in einer unglücklichen Ehe mit einem von Ehrgeiz zerfressenen Mann. Für sie bin ich, fast wie für meine Mutter, eine Bedrohung. Wir empfinden viel füreinander, aber leben mit so unterschiedlichen Kräften. Sie ergibt sich dem Leben, und ich versuche, aktiv zu leben. Sie hat kaum Freunde und ist total introvertiert, ich sprühe vor Energie und bin sehr kommunikativ. Und ich bin oft wütend auf sie. Ich kann nicht verstehen, warum sie nicht den Mut hat, sich Hilfe zu holen. Wie oft habe ich schon mit ihr über eine Therapie gesprochen, aber sie meint, es gehe ihr doch gut.

Es ist sehr schwer für mich auszuhalten, dass sie nichts für sich tut und in die gleiche Lebensschiene geht wie unsere Mutter. Im Grunde habe ich mich mit meiner Familie arrangiert. Manchmal tut es weh, weil ich gern eine lustige, offene Familie hätte, die einmal in positivem Licht sieht, dass ich mich entwickle. Wenn mir das fehlt, fühle ich mich allein. Aber ich habe mir meine Ersatzfamilie mit meinem Partner und meinen Freunden geschaffen, die mich so erleben, wie ich bin. Hier werde ich wahrgenommen, kritisiert, unterstützt und mitgetragen. So etwas habe ich nie erfahren.

Essen ist gar kein Problem mehr für mich. Ganz im Gegenteil, es ist zum Genuss geworden. Ich gehe heute mit großer Leidenschaft essen, und ich koche sehr gern. Das fand ich ja vorher alles schrecklich. Meine Figur hat sich natürlich verändert: Ich bin weiblicher geworden und habe gut 20 kg mehr als damals, als ich ins TCE kam. Aber es ist nicht wichtig, wie viel ich wiege. Ich werde gemocht und geliebt, egal, wie viel die Waage anzeigt. Ich bin unglaublich dankbar, dass ich in meiner Therapie am TCE wahrgenommen wurde. Dort habe ich das erste Mal in meinem Leben einen Platz gehabt, wo ich, so wie ich war, angenommen wurde. So verschlossen, vereinsamt und ohne Selbstwertgefühl war ich bestimmt nicht einfach zu ertragen, weder für die anderen in der Gruppe noch für die Therapeuten. Und ich weiß es heute so sehr zu schätzen, dass mich die anderen nicht aufgegeben haben. Ich habe nicht mehr an mich geglaubt, aber die anderen haben mich ein Stück weit getragen, bis ich das selber wieder konnte. Mein Ziel ist, ›innerlich unterwegs‹ zu bleiben. Ich möchte gut für mich sorgen, meine Beziehungen hinterfragen und bestärken – mein Leben leben.

Eine Magersüchtige wird eine andere Magersüchtige immer besser verstehen als ein Außenstehender, auch wenn er sich noch so bemüht. Das habe ich selber gespürt. Ich konnte andere perfekt hinters Licht führen, aber niemanden, der genau dasselbe durchmachte wie ich. Aus dieser Idee heraus ist die

Öffentlichkeitsarbeitsgruppe geboren worden. Wir haben uns in Projektgruppen zusammengetan. Ob Essengehen, Tanzen, Ausflüge, Wohnungssuche, Urlaubspläne, Konzertbesuche – wir versuchten, unser Leben zu organisieren und uns dabei in Gruppen gegenseitig zu helfen: Beratung für andere, die noch nicht so weit waren wie wir, Feste, die wir zusammen mit dem Therapeuten-Team organisiert haben. Ein Höhepunkt war bei unserer Arbeit sicher, dass wir den Mut hatten, eine Ausstellung an einer Münchner Schule zu organisieren. Vier Tage lang haben wir allen Klassen ab der zehnten Jahrgangsstufe, teils auch Jüngeren, von uns und unserer Krankheit erzählt. Es war nicht leicht, vor einer Klasse zu sagen, dass wir krank waren oder sind. Einige von uns waren zu diesem Zeitpunkt noch akut im TCE. Wir haben in der Schule offene Türen eingerannt. Es gab kaum jemanden, ob Junge oder Mädchen, der nicht verstanden hätte, wie einsam wir waren, wie verzweifelt, um nicht mehr zu essen oder das in Massen Gegessene zu erbrechen.«

Daniela:

»Den 2. Dezember feiere ich jedes Jahr. Es gibt keine große Feier, sondern eher eine Art Gedenken. An diesem Tag habe ich weder Geburtstag noch Namenstag, noch handelt es sich um meinen Hochzeitstag. Am 2. Dezember 1989 habe ich im Therapie-Centrum für Ess-Störungen in München begonnen, meine Magersucht zu bekämpfen. Den ersten Kliniktag erinnere ich noch sehr gut, besonders das Telefonat mit meiner Mutter am Abend: ›Mama, ich habe heute meinen ersten Keks gegessen!‹ Für meine Mutter bedeutete, wie sie mir nach Jahren einmal erzählte, dieser Satz viel mehr, als ich mir damals vorstellen konnte. Er bedeutete Hoffnung nach langen Monaten des Nichts und der Leere.

Als ich am 2. Dezember 1989 ins TCE ging, war ich am Ende meiner Kraft. Ich hatte eine disziplinierte Hungerphase hinter mir, war entsprechend stark untergewichtig und sehr depressiv. Ich war fast fertig mit meinem Studium, hatte die Diplomarbeit längst geschrieben und meine sozialen Kontakte längst verloren. Ich war einsam und mein Selbstbewusstsein hatte einen neuen Tiefpunkt erreicht. Ich sehnte mich danach, morgens nicht mehr aufzuwachen.

Viele Menschen, gerade Eltern Betroffener, fragen mich heute immer wieder: ›Warum bist du in die Klinik gegangen? Was hat dich dazu veranlasst?‹ Ich hatte, was ich ein Schlüsselerlebnis nennen möchte: Während einer Vorlesung habe ich plötzlich eine halbseitige Lähmung verspürt. Es war, als ob meine rechte Körperhälfte nicht mehr zu mir gehörte. Ich spürte sie nicht mehr. Ich war irritiert und bekam riesige Angst. So viel Angst, dass ich am nächsten Tag das TCE aufsuchte und sofort aufgenommen wurde. Wenn ich heute zurückblicke, weiß ich, dass ich damals sehr viel Glück hatte. Ich hatte das Glück, so weit unten zu landen, dass ich Angst um mein Leben bekam. Dass ich mich für diesen Moment wieder so sehr mochte, dass ich mir Hilfe gesucht habe – und sie auch erhalten habe. Mir ist klar, dass es für Eltern magersüchtiger Kinder keine Lösung darstellt, so lange zu warten, bis ihr Kind freiwillig in eine Therapie geht. Eine schwierige Rolle. Aber ich sehe heute auch andere Möglichkeiten, an essgestorte Mädchen und Frauen heranzutreten und auf sie einzuwirken – eine wichtige ist die Prävention. Doch dazu später.

Der Rückblick lässt mich auch feststellen, dass meine Therapie nur ein Anfang war. Meine Ess-Störung ließ sich nicht mit der damaligen Therapiezeit aus der Welt schaffen. Es war ein langer Weg zur Magersucht, viel länger, als man es mir angesehen hatte. Das Mosaik hatte viele Steine, viele Beziehungsstörungen und viele negative Eigenheiten gehörten zu dieser Welt. Heute verstehe ich, wenn meine Therapeutin damals, 1989, davon sprach, dass ich eine Muster-Patientin sei, dass sie die aber nicht so gern sehen würde. Ich wollte die Magersucht aufgeben, mit aller Macht, und ich lief Gefahr, meine Heilung mit der gleichen strengen Disziplin voranzutreiben wie einst mein Dünnsein. Später lernte und akzeptierte ich es, dass ich mir Zeit lassen durfte und niemand mit der Stoppuhr hinter mir stand. Krankwerden ist ein Prozess, und Gesundwerden ist es genauso. Es hat viel Zeit beansprucht, bis meine Eltern und ich wieder eine gemeinsame Sprache für unsere Beziehung gefunden hatten. Bis auch mein Vater endlich überzeugt war, dass Hungern für mich kein Weg mehr für die Lösung von Konfliktsituationen ist. Es hat gedauert, bis ich mich in der Lage sah, eigene Entscheidungen für mein erwachsenes Leben zu fällen, ohne sämtliche Folgen bis ins Detail kennen zu wollen. Nach vier Jahren erst habe ich mich getraut, mit Dritten über meine Magersucht zu sprechen. Ein wichtiger Kontakt war die Elterninitiative ›Eltern essgestörter Töchter und Söhne‹, die am Selbsthilfetag in einem Hamburger Einkaufszentrum einen eigenen Stand hatte. Ich bot an, einmal bei einer der nächsten Versammlungen zu kommen und über ein Leben ohne Magersucht und die Therapiemöglichkeit TCE zu sprechen. Ich glaube, dass ich mich mit diesem Schritt wieder ein Stück von der Magersucht entfernt habe. Es hat mich viel gekostet, Sätze wie ›Ich habe die Magersucht aufgegeben‹ vor sechzig Eltern auszusprechen. Aber ich habe gemerkt, dass Eltern es auch verstehen, dass dies der Aufgabe einer ganzen Weltanschauung gleichkommt, im Grunde der Aufgabe einer Identität. Sie waren, was ihre eigenen Kinder betraf, zum Teil so unendlich hilflos. Mir wurde schlagartig bewusst, wie wichtig ein ganzheitliches Therapiemodell ist, das Eltern, Geschwister und Freunde mit einbezieht. Aus dem Abend bei den Hamburger Eltern ist der Wunsch entstanden, das Münchner Modell einer Tagklinik für Essgestörte auch in Hamburg zu implementieren. Eine Arbeitsgruppe aus ehemaligen Betroffenen und Eltern hat knapp ein Jahr lang eine Broschüre erarbeitet, die Ziele und ein erstes Wunschmodell einer Hamburger Initiative für Essgestörte vorstellt.

Heute verstehe ich meine Therapeutin, wenn sie von uns als Expertinnen unserer Krankheit sprach. Dieses tiefe Einvernehmen mit jemandem, dem ich zum ersten Mal begegne, erlebe ich sonst nicht. Es beruht auf gleichen Gefühlen und Empfindungen. Wenn die Betroffenen ihren Alltag schildern, was sie tun und lassen und wie sie sich dabei fühlen, bekommt meine eigene Vergangenheit wieder Präsenz. Ich glaube, dass es für die Betroffenen unendlich beruhigend ist, mit jemandem zu sprechen, der die zweite Hälfte ihrer Sätze schon kennt. Für mich war es damals mit am wichtigsten, im TCE Frauen zu treffen, denen ich nichts erklären musste oder vormachen konnte. Meine Angst, mit meiner normalen Figur und meinem so ganz und gar nicht mehr magersüchtigen Verhalten vielleicht eher abschreckend und wie ein Einser-Kandidat zu wirken, war völlig unbegründet. Ich weiß noch, wie es sich anfühlte, das ist wichtig. Und ich kann beschreiben, wie schwer es ist, die Ess-Störung aufzugeben.

Was bleibt danach? Vor gut einem Jahr sprach ich eine Freundin auf ihr extrem magersüchtiges Essverhalten an. Sie war überrascht, dass ich sie erkannt hatte – und noch überraschter, als sie hörte, dass ich vor vielen Jahren selbst magersüchtig gewesen war und Therapie gemacht hatte. ›Denkst du nicht auch, dass man immer ein bisschen essgestört bleibt?‹, fragte sie mich. Nein, denke ich nicht! Hungern ist für mich kein Weg mehr. Ehrlich gesagt interessiert es mich nicht einmal, was ich wiege. Die Waage habe ich schon vor einigen Jahren abgeschafft. Und wenn es bekannte Gefühle aus dieser Zeit gibt – Unentschlossenheit, Zögern, Sich-nicht-Trauen, Angst haben vor neuen Schritten, Sich-furchtbar-wichtig-Nehmen –, dann habe ich heute andere Möglichkeiten. Alles nichts, was mich dazu bringen könnte, mich über ein magersüchtiges Verhalten wieder selbst zu bestrafen. Dazu mag ich mich heute viel zu sehr! Um nichts in der Welt würde ich mich dem Diktat Magersucht wieder unterwerfen. Ich kenne jedes Stückchen vermeintlichen Gewinns daraus, für mich bedeutete dünner sein als andere einst mehr als Freundschaften. Einsamkeit gibt es heute nicht mehr für mich; dafür aber Freunde, die in allen

Lebenslagen gefragt werden wollen. Das Leben hat für mich wieder gute und schlechte und die von mir früher so verachteten furchtbar mittelmäßigen Tage. Gut so. Leben ohne Magersucht ist in jedem Fall ein Gewinn. Vor Jahren hätte ich das nie geglaubt.«

Sind Ess-Störungen eine Katastrophe ohne Chance?

Auch wenn eine Behandlung im besten Einvernehmen mit besorgten und hilflosen Eltern begonnen wird, mit spürbarer Erleichterung, dass jetzt endlich etwas geschieht, und mit Beteuerungen für eine gute Zusammenarbeit, so ist auf dieses Klima nicht viel Verlass. Sobald eine Besserung in Sicht ist, die Tochter ein paar Kilo zugenommen hat, kommen Ungeduld und Kritik auf. Sie eskalieren in Abwehr und Aggression, sobald im Verlauf der Therapie mögliche Veränderungen erörtert werden, wie zum Beispiel ein Auszug von zu Hause oder eine berufliche Neuorientierung, die den Vorstellungen der Eltern nicht entspricht. Der Auftrag an die Therapeuten hat sich bei nicht wenigen Angehörigen auf Gewichtsnormalisierung und »Wegbringen« der Heißhungeranfälle zu beschränken.

Warum diese Abwehr? Wir glauben, weil jegliche Psychotherapie als feindliches Eindringen in den Binnenraum der Familie, als ein Sakrileg erlebt wird. Die Beziehungsmuster in vielen Familien sind so verschlungen, dass von außen nur unscharfe Konturen wahrzunehmen sind. Individualität und Andersartigkeit haben wenig Raum. Da ist zum Beispiel das »Wir-sind-alle-eins«-Muster mit der Überzeugung, dass es gegenseitiges Vertrauen nur in der Familie gibt und die Welt da draußen als feindlich einzustufen ist. Ein anderes Beziehungsmuster wird in dem erstarrten konventionellen Rollenverständnis deutlich: Der Vater verdient das Geld, ist der Ernährer der Familie und bestimmt die Richtung des Denkens, die Mutter führt den Haushalt und ist für die Erziehung der Kinder verantwortlich. Man begegnet sich mit gleich bleibender formeller Höflichkeit, Gefühlsäußerungen sind verpönt, Außenkontakte beschränken sich meist auf nahe Verwandte oder gesellschaftliche Verpflichtungen. Leistung und vorzeigbarer Wohlstand sind wichtig; Konkurrenz, das Immer-besser-sein-Müssen spielt eine große Rolle. Und natürlich auch die Kinder: gut erzogen und mit geförderter Bildung, belohnt für Erfolg und Leistung. Oft sollen sie im Leben etwas erreichen, was Vater oder Mutter nicht erreicht haben. So werden sie ein erweitertes Selbst, vor allem von Müttern, die alles in ihre Kinder und oft gerade in die essgestörte Tochter investieren, um so nach Aufgeben einer eigenen beruflichen Entwicklung eine perfekte Mutterkarriere zu verwirklichen. Doch es gibt auch das Gegenteil: Mütter, die ihre Töchter einmal als engste Vertraute, als beste Freundin benutzen, um sie rasch wieder in die Rolle des Kindes zu verweisen, wenn sie sich mit ihrem Ehemann wieder besser verstehen oder einen neuen Partner gefunden haben. Manchen Eltern – übrigens nicht nur von Essgestörten – ist gemeinsam, dass sie ihre Kinder als ihren rechtmäßigen Besitz, als ihr Eigentum betrachten. Dieses Empfinden wirkt sich besonders katastrophal aus bei Grenzüberschreitungen im sexuellen Bereich. Selbstverständlich zählt sexueller Missbrauch zu den bestgehüteten Familiengeheimnissen. Dagegen sind Alkohol-, Tabletten- oder Drogenmissbrauch bei einem Familienmitglied eher harmlosere Geheimnisse, aber selbstverständlich ebenso tabuisiert. Das oberste Gebot lautet: Die Familie muss nach außen einen untadeligen Eindruck machen.

So ist es kein Wunder, dass eine Psychotherapie in der Familie als Bedrohung erlebt wird, als ein Versuch von außen, hinter die Kulissen zu schauen, Verborgenes hervorzuzerren und Wertvorstellungen und althergebrachte Gewohnheiten in Frage zu stellen. Die Therapie wird der Tochter als Verrat an der Familie angelastet, zusätzlich zu dem Makel einer psychischen Krankheit. Wenn schon Störungen dieser Art bei einem Familienmitglied auftreten, dann ist es selbstverständlich, dass diese Probleme auch in der Familie gelöst werden müssen. Und so kommt es, dass die Eltern es lange Zeit vehement ablehnen, fremde Hilfe in Anspruch zu nehmen, und wechselseitig die Krankheitssymptome der Tochter voreinander beschönigen, kurzum ein Verhalten zeigen, das wir als Coabhängigkeit beschrieben haben. Manche Väter lehnen es kategorisch ab, eine Ess-Störung als Krankheit anzuerkennen, eine Einstellung, die manche Magersüchtige dazu getrieben hat, auf einer Intensivstation zu landen.

Unterstützt wird dieses Verhalten durch das Problem der Schuld. Schuldgefühle stellen sich bei Eltern offenbar zwangsläufig ein, sobald es nicht mehr zu verbergen ist, dass ihr Kind an einer Ess-Störung leidet. Denn für alles, was im Leben nicht gut läuft, muss es einen Schuldigen geben. So kommt es zu gegenseitigen Schuldzuweisungen. Den Therapeuten wird unterstellt, sie hätten nichts anderes im Sinn als Schuldige aufzuspüren, wenn die Behandlung nach Gewichtsnormalisierung oder Reduktion der Heißhungeranfälle nicht als beendet erklärt wird. Eltern möchten die Ziele der Therapie vorgeben, sie möchten bei ihrer Tochter den Zustand vor Ausbruch der Ess-Störung wieder erreichen, sie möchten »ihr« angepasstes, unproblematisches, folgsames und leistungsorientiertes Kind zurück. Da diese Ziele nicht unsere Ziele sind, zumal dann, wenn derartige Verhaltensweisen den Boden für die Ess-Störung bereitet haben, werden wir schnell als Feinde empfunden. Nicht wenige Eltern verlangen täglich einen Bericht von ihren Töchtern über alles, was in der Behandlung besprochen worden ist. Die meisten Therapie-Abbrüche im TCE gehen auf Angehörige zurück. Das Ausmaß der Abhängigkeit der essgestörten Frauen von ihren Eltern ist für einen Außenstehenden manchmal unvorstellbar. Da sie ein niedriges Selbstwertgefühl haben, fühlen sie sich allein nicht existenzfähig. Sie kämpfen in oft erniedrigender Weise um Liebe und Anerkennung der Eltern, selbst dann, wenn sie von ihnen verletzt und missbraucht, gedemütigt und geschlagen wurden. Lesen Sie an dieser Stelle die Briefe und Wünsche unserer Patientinnen noch einmal durch! Vielleicht könnten einige der geäußerten Wünsche und Fragen auch an Sie gerichtet sein!

Von Generation zu Generation setzt sich ein Teufelskreis fort, wenn Angepasstsein, fixiertes Rollenverhalten und Schwarz-Weiß-Denken dominieren, wenn Konflikte verleugnet und Unsicherheiten nicht zugegeben werden, wenn genau gewusst wird, was gut und schlecht, richtig und falsch ist, wenn Kinder nicht dazu erzogen werden, ein selbstbewusstes, eigenverantwortliches Leben zu leben. Die Kräfte, die dagegen wirksam sein könnten, richten sich in der Ess-Störung gegen die Betroffenen selbst. Einige sind um dieser Auseinandersetzung willen bereit, sich total zu zerstören. Das ist das Katastrophale der Magersucht und Bulimie.

Aber es gibt auch Chancen, unsere Erfahrungen sprechen davon: Familien werden offener und freier, Individualität gewinnt an Raum. Eltern entdecken für sich einen neuen Lebensabschnitt, auch in Bezug auf ihre Ehe. Mütter werden selbstständiger und erkennen neue Möglichkeiten der Selbstverwirklichung für sich. Sie werden aktiv und gehen häufig erstmals aus der Enge der Familie heraus. Väter können lernen, dass positive emotionale Zuwendungen ein Gewinn sein können und das Eingeständnis von Unsicherheit durchaus mit Selbstsicherheit und Souveränität zu vereinbaren ist. Und Betroffene haben die große Chance, ein Leben ohne Sucht zu wagen.

Unser Rat an Eltern und Angehörige lautet: Akzeptieren Sie, dass Ihre Tochter, Ihr Sohn oder Ihre Partnerin an einer Ess-Störung leidet, und machen Sie den Betroffenen Mut zu einer Behandlung! Beteiligen Sie sich, so gut es geht, an der Therapie – auch um Ihretwillen! Und bedenken Sie: Ob eine Ess-Störung eine Katastrophe bedeutet oder eine Chance für die gesamte Familie oder Ihre Partnerschaft, entscheiden nicht zuletzt auch Sie!